倡导自由探究

鼓励学术争鸣

活跃学术氛围

促进原始创新

新观点新学说学术沙龙文集㊸

传染病的遗传易感性

中国科协学会学术部　编

中国科学技术出版社

·北 京·

图书在版编目（CIP）数据

传染病的遗传易感性/中国科协学会学术部编．—北京：中国科学技术出版社，2011．12
（新观点新学说学术沙龙文集；43）
ISBN 978－7－5046－5981－1

Ⅰ．①传…　Ⅱ．①中…　Ⅲ．①传染病学：遗传学
Ⅳ．①R510．2

中国版本图书馆 CIP 数据核字（2011）第 261926 号

选题策划　赵　晖
责任编辑　赵　晖　夏凤金
封面设计　照　心
责任校对　林　华
责任印制　张建农

出　　版　中国科学技术出版社
发　　行　科学普及出版社发行部
地　　址　北京市海淀区中关村南大街 16 号
邮　　编　100081
发行电话　010－62173865
传　　真　010－62179148
投稿电话　010－62103182
网　　址　http://www.cspbooks.com.cn

开　　本　787mm×1092mm　1/16
字　　数　200 千字
印　　张　7.5
印　　数　1－2000 册
版　　次　2012 年 2 月第 1 版
印　　次　2012 年 2 月第 1 次印刷
印　　刷　北京市迪鑫印刷厂

书　　号　ISBN 978－7－5046－5981－1/R·1553
定　　价　18.00 元

本社图书贴有防伪标志，未贴为盗版

序

控制传染源、切断传播途径、保护易感人群是传染病控制的经典策略。通过采取针对病原体的上述三项措施，人类取得了控制传染病的辉煌成就：严格隔离病患使一度猖獗的SARS被迅速消除，严格消毒措施使大震、大灾后无传染病流行，疫苗的广泛接种使严重危害人类健康的传染病如天花、鼠疫等被消灭或控制。然而，针对病原体的防控措施并不是对所有传染病都有效，某些慢性传染病如HIV/AIDS、结核等的潜伏期长达数年，在被确诊治疗前作为传染源难以控制，传播途径难以切断，也缺乏针对易感个体的疫苗；耐药问题是制约传染病控制的另一瓶颈，业已发现对多种药物耐受的结核菌和HIV病毒株，感染这类病原体意味着无药可医！面临上述挑战，人类必须探求传染病控制的新思路！

常识告诉我们，任何事物的发生和发展都是由事物的内因和外因共同作用的结果，内因是变化的依据，外因是变化的条件，外因通过内因而起作用。对传染病而言，外因是致病病原体，内因即个体的易感性，既往确认复杂疾病的易感基因进而确认易感个体是困难的，随着人类全基因组计划的完成，全基因组关联分析技术、外显子和全基因组测序技术的日益成熟，使得发现复杂疾病的内因——易感基因成为可能，糖尿病、高血压等严重影响人类健康的慢性非传染病的内因——易感基因正不断被发现，这为筛查、保护易感个体提供了可能。传染病是否也存在遗传易感性？

每当传染病流行时，人群中总有人虽然接触传染源但并不被感染或感染后不发病；已有报告有些女性性工作者与HIV感染者无保护密切性接触后并不被HIV感染；在现实生活中我们也注意到有些结核病患者虽与配偶长期生活在一起但其配偶并不发病。上述现象提示，针对慢性传染病有些个体可能具备“天然抵抗力”，慢性非传染病易感基因的发现为传染病的遗传易感性研究提供了借鉴。

传统观点认为，麻风病是一种由麻风分枝杆菌感染人体后，经一定的潜伏期选择性的侵犯皮肤和外周神经，晚期可致残的慢性传染病。麻风病曾严重危害人类健康，迄今全球累计登记患者逾千万例，中国逾50万例。近20年来，由于治疗学上的进步，现症病人已大幅减少，但由于麻风菌不能体外培养，缺乏有效的疫苗，也无法确认易感个体，因此尚无有效的一级预防措施。全球每年仍有20万新病例被发现，中国仍有近300个县麻风病处于流行状态。显然，针对病原体—麻风杆菌的防控措施遇到了瓶颈。

遗传流行病学调查显示麻风的遗传度高达57%。这提示，人群中存在麻风菌的易感个体，发现易感个体是保护易感个体的基础。2009年，我们在国际上率先完成了麻风病的全基因组关联分析，发现了麻风的7个易感基因，为该病易感个体的筛查和风险预测进而实现一级预防累积了基础。

本次沙龙邀请了来自北京大学、复旦大学、中国科学院、中国医学科学院、人类基因组南方中心、华大基因、新加坡基因研究所、安徽医科大学、山东大学、青岛大学、山东中医药大学、山东省医学科学院等高校和科研机构的专家，一起为活跃我国传染病遗传易感基因科学研究的气氛，以“传染病遗传易感基因”为主题，围绕着如何认识当今的“遗传易感基因在传染病防治中的作用”，“未来遗传易感基因的科学发展方向”等热点问题进行了探讨和质疑。但在实际过程中，大家的发言远远超出了我们所设计的内容。此书是根据各位专家、学者的发言内容整理而成的，希望能对各位读者产生激发、启迪作用，为慢性传染病的防治提供新的思路。

张福仁

目　录

专题一　传染病遗传易感性研究现状

专题二　传染病公共卫生问题及遗传易感性研究的意义与应用前景

专题三　微生物与宿主的相互作用

专题四 传染病遗传易感基因研究技术及研究成果转化

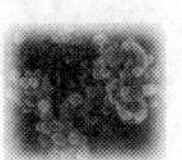

会议时间

2010 年 9 月 17 日

会议主题

传染病的遗传易感性

会议地点

山东泰山

主持人

张福仁

韩金祥:

由中国科协主办,中国麻风协会承办,山东省麻风防治协会、山东省皮肤病性病防治研究所协办的第 43 期新观点新学说学术沙龙,今天正式开幕。

传染性疾病及其造成的潜在的影响,严重危害我们经济发展、社会生活和人的身心健康等各个方面,中国人口众多,经济发展很不平衡,某些传染病仍在流行,是重大的公共卫生问题,做好传染病的防治工作,必须首先了解传染病的病因和发病因素。传染病由外因和内因共同作用形成,作为外因,已知传染病的病原体已经被越来越多的确认,科学家对大部分的病原体的致病机制进行了深入研究,但对于传染病的内因,宿主的遗传学因素方面开展的比较少。近年来,随着生命科学新技术的不断涌现,遗传学研究也日新月异,国内外很多学者开始关注传染病的遗传学问题。2009 年山东省医学科学院所属省皮肤性病防治研究所张福仁教授领衔的团队,通过与国内外、省内外的广泛合作,对麻风病这一传染病的遗传学进行了深入的研究,发现了麻风病的 7 个易感基因,引起

了国内外学术界的轰动。2009 年 12 月 17 日，山东省政府专门为这一成果举办了新闻发布会，2010 年国际上很多学者对传染病的遗传学问题进行了较深入的研究，艾滋病、肝炎、脑膜炎等传染病的易感基因也逐渐被发现，传染病的遗传学因素，引起了科技界极大的关注。

参加本次沙龙的专家分别来自新加坡国立基因研究所、北京大学、中国科学院、复旦大学、国家人类基因组南方中心、深圳华大基因科技有限公司、南京医科大学、中国医学科学院、山东大学、青岛大学、山东中医药大学、安徽医科大学、山东省医学科学院等单位，代表们的专业研究方向涉及微生物学、生物化学、免疫学、遗传学、传染病学和中医学等专业，就麻风病的遗传学问题进行探讨。希望与会的专家，针对每个专题，畅所欲言，争辩质疑，让我们在宽松、自由、平等的学术氛围内，进行一场广泛而深入的讨论和辩论。

相信通过本次学术沙龙，将在传染病的遗传学研究方面产生新的思想、新的观念，为传染病的防治这一重大公共卫生问题提供新的思路和有价值的线索。

张福仁：

新中国成立以后，国家对麻风病的防治非常重视，成立了专门的防治机构，形成了从中央到县市的防治网络致力于麻风病的研究和防治。

从 20 世纪 50 年代开始到现在全国累计登记的病人有 50 多万，山东省累计登记的 54000 多例。过去一直认为麻风病是麻风菌选择性的侵犯外周神经和皮肤的传染病，一旦患病，后果严重。25 年前我刚参加工作时被安排到济南市麻风病院学习麻风病的防治知识，进病区看病人时就像今天防 SARS 的装束，要穿隔离服。当时我注意到有一位叫王仲三的老医生，他不穿隔离服，直接跟病人接触。王大夫告诉我，从理论上讲麻风是传染病，可我们从事防治工作的人，几乎没有被传染的。夫妻之间，也几乎没有相互传染的案例，但麻风患者的子女和血亲患麻风的概率远高于其他人。这提示麻风病可能跟遗传有关系。

25 年前麻风和遗传有关还仅仅是个别的观点。后来越来越多的证据证实麻风具有非常强的遗传背景。中医讲“正气存，邪不可干”，我们的理解，“正气”是个体固有的正常的状态，麻风菌就是“邪”，如果一个人不携带麻风易感

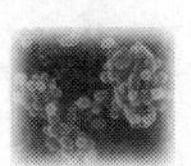

基因,即“正气”存,那么“邪”——麻风菌就不能对该个体致病。经典传染病的防治原则是:控制传统源,切断传播途径,保护易感人群。但是,有些疾病的易感/不易感人群不是容易确定的。如麻风病患者,在出现症状之前是无法确定该个体是否是易感者的。因此,发现易感基因,进而确认易感者是实现麻风一级预防的另一手段。

在2005年以前我们就开始搜集麻风病生物标本,在此过程中乙肝的易感基因被发现了,也非常幸运地发现了麻风的易感基因。我们推测其他的传染病可能也有这样的问题。所以,我们提出了“传染病的遗传易感性”做为今天沙龙的主题。

在本期沙龙即将召开之即,9月份的《自然遗传学》发表了一篇社论,意思是“应该把全基因组关联分析方法应用于传染病易感基因的发现”(Infectious diseases not immune to genome - wide association),过去全基因组关联分析的方法更多的用于慢性非传染性疾病如癌症、高血压、心脑血管病等易感基因的发现,社论引用了我们的研究成果。因此我们这个沙龙的主题,跟国际上的同行研究是同步的。

本次沙龙确定了四个主题,大家可以按照沙龙的要求进行发言,并可以现场提问一些问题、争辩、质疑。

专题一　传染病遗传易感性研究现状

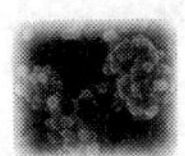

传染病遗传易感性研究现状

◎刘建军

我感觉传染病的研究跟别的非传染性的疾病相比，起步比较晚。第一篇文章是 Fellay，他是人类遗传学方向一位大家，做了 HIV(人类免疫缺陷病毒)之后，当时引起了相当大的轰动。2008 年比较平静，没有任何跟传染病有关的发现，2009 年陆续发了 4 篇文章，其中有 HBV(肝类 B 病毒)、HCV(肝类 C 病毒)以及我们的麻风研究，实际上对传染病的研究已经开始了。2010 年将陆续开始麻风的进一步研究，还有脑炎、结核等。

综合总的研究结果来看，传染病找出的位点，也就是感因子，它的危险度相对强一些。如果拿它跟癌症比，比如说癌症的危险度通常是 1.1 ~ 1.2，最好的可能是 1.2。但是传染病，现在找出来的，一般来讲危险度都是在 30% ~40%，很多都是危险性成倍增加。唯一很弱的一个疾病就是 TB。实际上 Wellcome Trust 做 TB 已经做了六七年了，但是到 2010 年才发表出研究结果，而且只发现了唯一的一个人类白细胞抗原 HLA(Human leucocyte antigen)。我有这么一个感觉，GWAS(全基因组关联研究)在西方种群中已研究 150 多种病，发表了 700 多篇文章，而对传染病的研究很少。为什么呢？因为在西方种群里传染病相对发病率低。传染病大部分是第三世界国家的问题，而第三世界很多地方都有相当严格的，所谓的样本出口的管制，不太容易去做传染病，对西方研究者来讲，能做传染病不太容易。比如说 TB 为什么要在非洲做？TB 在欧洲收集样本太难，在欧洲跟非洲的合作有很多年的历史，所以说 Andre Hill 也是做传染病的大家了。他是唯一一个做的，得到的危险度大概只有 10%，非常的弱，非常的难，做出来的结果，大家还有疑问。因为做出来的是非基因区，做出来的区里面没有一个明显的候选基因，最终能不能找到易感基因，大家还有一定的怀疑，不太确定，因为实验用的是非洲种群，这是第二个方面。还有一个方面，我认为做

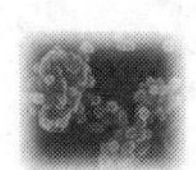

传染病比较难做，估计还有很多小组在做，只不过尚没有结果。另外一个问题是对照。对照组的选择困难，因为它有一个要求：暴露。在一个人不得病的情况下，你怎么让它暴露出来，这是一个相当大的挑战。比如在某个区域找一个病例，我在同样的区域找一个对照，那么这个对照，跟病人要有相同的暴露。说得再仔细一点，我们从城市一直到街道，这些都是一种比较间接式的匹配，希望对照与病人的暴露是一样的，但往往都不太尽意。

大约一年前，我跟福仁及其他朋友讨论过这个问题。如果真的在中国做TB，因为TB毕竟是相当大的一类传染病。分枝杆菌感染有两大类疾病，一个是麻风，另一个是结核。TB必做无疑，这是肯定的，就是时间的问题和设计问题。那时讨论一个设计，就是通过家庭对照。比如拿TB病人的配偶做对照。用配偶作对照有一个好处，是他们在相同的环境中生活多年，挑选时注意病人得病的时间，配偶一定要跟他生活在一起，比如说几年以上，有相当长的共同的一段时间是共同的环境。得病之后，他的配偶还要在相当长的一段时间之内不发病，因为TB有一个潜伏期。通过这种方式，如果我们搜集的病人男女之比平衡合适，对照基本上可以做到平衡，性别的匹配。按照中国目前的婚姻状态，年龄也不会差很多，这是我一直思考的设计。如果做结核，我想这种设计比目前所做的比如说用街道、村庄等的匹配性更好。我觉得做传染病研究对我们国家来讲，应该有相当大的优势，因为我们的病人还是比较多的。

据我所知，世界上现在有很多的小组也在做传染病遗传的研究，我知道新加坡在做，做得非常好，我看了他们最初的结果，还是相当不错的。他们在积极地做大量的验证。Andre 的小组在做结核的时候，有可能去印度。多少年来，Andre Hill 应该说很大程度上研究的范围在非洲和印度。我们跟 AndreHill 既竞争，又合作，在麻风研究方面我们就是这样的关系。从合作方面讲，双方控制不同的程度，从竞争方面讲，我们只要做麻风，结核我们无疑要竞争的。这是我了解的目前国际上研究遗传传染病的一些基本现状。

翁小满：

刘教授提到一个很重要的问题是对照的选择，但是麻风病潜伏期很长，最长的30、40年，那么这个对照如何控制？

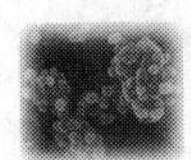

刘建军：

我们用人群对照的概念。人群对照什么时候可以用，什么时候不可以用，很大程度上取决于患病率，只有在患病率很低的情况下，人群对照才能够起到作用。为什么 TB 一直做不出来？在行业里面，TB 对照研究像坟墓一样，走进去的人走不出来，很难做出东西来。为什么呢？因为 TB 的感染率太高，患病率很大，若要做随机人群对照，筛选起来很困难。

我们打过疫苗，但怎么确认它以前有过感染史？它们说滴度（titer）可以测量出来，通过量来区别是免疫造成的，还是由过去的感染造成的，事实上有时很难区别。

麻风最大的特点是发病率极低，比 TB 低很多，所以对于麻风来讲，我们用随机对照没有什么大的影响，所以这个文章可以写出来。

王建明：

谢谢刘教授给我们介绍了传染病的易感性现状。我想结合结核谈一下个人的看法，我们最近也在做结核易感性的研究。确实如刘教授所说，我们做结核流行病研究的时候，对照的选择确实有很大的麻烦。我们知道，全球人口中有 1/3 感染过结核，但是只有 10% 的感染者最后发展成为结核病。对我们中国人来讲，几乎一半的人感染过结核菌。对照的选择应考虑以下问题：第一，没有感染过结核杆菌的人；第二，感染过结核杆菌但是没有发病的；第三，感染了结核杆菌，最后发展为肺结核的。我们选对照的时候，选哪一类人群？从字面意义上讲，做易感性研究，要选择感染了结核杆菌不发病的，这部分人群要想筛选起来很麻烦。

我们用结核菌素做实验，会受到卡介苗接种结果的干扰，因为中国基本是全人群卡介苗接种。怎么把这一部分人给筛出来，最近有新的确证潜隐期感染的方法，像 G－spot，这些有可能有助于我们分辨哪些是感染的，哪些是卡介苗接种的结果。r－干扰素和 G－spot 可以区分是卡介苗接种还是感染问题。

刘建军：

价钱贵吗？

王建明：

可以大量做，不贵。但是有一个问题，它没有一个金标准，我们还是用原来的标准；另外还有一个病例配偶对照的事情，我们原来也曾经做过一部分，结核病发病存在着性别的差异，不同性别的人，结核病发病的危险是不一样的。

刘建军：

相差多少？

王建明：

有的时候差两倍，男性比女性高。做配偶对照，性别因素应考虑在里边的。

刘建军：

搜集的时候要多注意，控制住，标本收集时要注意一半对一半。控制性别比例，我觉得在中国这么大的地方还是有可能的。

张国成：

对于传染病的易感基因研究，刚才刘教授已经介绍了。我个人有一些疑问，作为一种传染病，受非常多的因素影响。以麻风病为例，过去没有任何药物治疗，就消灭了，像挪威、欧洲一些国家的麻风病例，经济因素非常重要，还有其他社会、环境的因素等，还有的人即使感染了麻风菌，并不一定发病。因此我想问，仅凭易感基因，就能预测个体将来会得病？怎么样把基础研究成果进一步跟临床防治结合起来？另外，影响麻风病的发病因素很多，如在很多热带地区麻风感染较其他地区就是多，区域的差异很大，这当然跟卫生条件有关系。在中国，原来沿海地区病人非常多，像刚才讲的广东地区累计超过 9 万病例。周

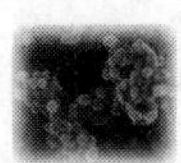

围的地区就没有那么多,地域差异,经济、卫生因素都影响麻风的发病。因此,基因到底能发挥多大的作用?我想请教刘教授,对今后这方面的研究有什么建议。

刘建军:

我个人认为,在出生时就根据基因对某个人的未来健康做一个预测这好像有一点牵强,但从公共卫生角度的出发是可以做风险预测的。如果说能够通过人群筛查发现出50%的易感者,并从中确认80%的潜在病例是可能的。基因有可能让我们筛选的范围缩小一些,能缩小到多少,依据危险模型建的有多好。对个人患病风险的预测比较困难,除了基因外还需要借助一些生物标记物,比如像麻风,仅为基因因素是不可能的,感染因素必须产生一个生物标志,必须有这个信息。如果没有,只是靠基因,我觉得这个任务是完不成的。另外,基因研究也使我们对传染病有了新的认识,发现麻风的7个易感基因,可以说在很大程度上,使我们对麻风的理解有了一个很大的跨越,过去只是一个感染,HLA肯定参与。我不知道在人体到底是哪一个环节起很主要的作用,业已发现的麻风的7个易感基因,其中2个基因功能尚不清楚,我们小组在做,争取做出来,做出来可能会有更多的提示意义。看剩下的5个基因,除了HLA,剩下的4个基因全部到什么地方去呢?NOD2。在细胞里面有两个通路,一个是Toll - like receptor通路,一个是NOD2,剩下的4个基因全部在NOD2通路上。在中国种群中,我们的机体能不能够感应到细菌的入侵?如果感应不到入侵,就没法发生免疫反应。

当然我们下一步再做,看能做一个什么样的新基因,这两个新基因功能做出来是不是跟这个功能有关系,因为这4个基因全部在NOD2通路上,这是很明显的。所以,从这个意义上讲,通过基因研究对疾病的理解有加深,风险预测还是很有挑战性。

王　斌:

我们是不是不要提易感?因为如果是易感,即说是否可能发生,实际上在

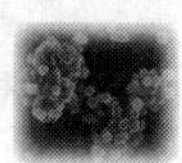

感染的过程中没有得病,在发病的过程中出现了。发病有很多因素,TB跟麻风病相似,人体可对致病菌产生免疫。现在的问题是,跟很多病毒的感染一样,比如HPV(人乳头瘤病毒)。这些病毒的感染我们不知道它诱导出来的免疫是不是有保护性,比如说HPV有很高的抗体,或者是CPL也很高,但是它没有保护性,机体仍然会发病,但是另外一部分感染者不发病,我们很难掌握哪种机制有保护作用,哪种没有。

我们知道,中国正在进行二次接种麻疹疫苗,为什么这样做?麻疹本来是不容易变异的,我们国家从20世纪50年代开始大规模接种麻疹疫苗,应该说易感人群已经消灭掉了,为什么最近要这样做?因为全国不断的有小规模的麻疹发病。这就证明麻疹疫苗产生的保护力已经不能抵抗攻击。所以,我觉得今天讨论传染病的遗传易感性问题,某种程度上应该说是传染病的遗传易发性而不是易感性。任何一种传染病,如果没有免疫,每一个人都会感染,但是感染者并不见得都发病。这可能跟发病机制有关,有的可能跟是否触发有效保护机制有关。

张福仁:

刚才王斌教授提了一个新的概念"遗传易发性",值得思考。

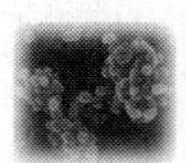

传染病遗传易感性研究Ⅰ

◎李长贵

首先做一个自我介绍，我是一个临床医生，主要研究方向是糖尿病、痛风等疾病，跟传染病相距比较远。接到张福仁教授的盛情邀请之后，在准备这个题目上感觉有一些难度，我抱着学习的态度，把传染病有关的情况包括一些基本的概念，还有传染病遗传易感性研究的现状，以及我认为下一步还需要注意的问题，跟大家讨论一下。

传染病的定义大家耳熟能详，我不再做进一步的描述了。今天说的传染病的病原体的作用是一个非常非常复杂的过程。在这个过程中，感染与否，以及感染后的临床不同表型，影响因素不是单一的，而是受多种因素的影响，包括病原体的暴露机会，病原体毒力的差异，还有个体的健康因素以及宿主的原因，个体的遗传因素在传染病的发生中有非常重要的作用。

我们是不是可以这样理解，传染病的遗传易感性主要是指由遗传决定的，易于患某种疾病的倾向性，包括由遗传决定的疾病的发生、转归以及预后。传统意义上的易感性是指除了单基因遗传的模式以外，这类疾病大多数属于复杂性疾病，如痛风、糖尿病等都属于复杂病。复杂病的概念，即发病的易感不是由单个基因、单个突变引起的，或者说单个基因、单个突变所引起的易感性，只占人群的很少一部分，大部分是多种遗传模式并存的，比如多基因遗传模式、有效基因模式、主效基因模式、微效基因模式。特别是微效基因遗传模式，是目前认可的复杂疾病主要的遗传基因，因此研究起来相当地困难。

其实，在复杂疾病的遗传易感性方面，还存在单基因导致突变的，导致易感的可能性，这种案例是有的。到目前为止，我们发现 100 多种与免疫系统有关的基因的突变，可以导致机体对传染病疾病的易感性增强，比如说 CD40 配体基因突变和 AICDA 基因突变都可导致高 IgM 含量的出现免疫异常，此类病人对卡氏肺孢子虫和小隐孢子虫的感染特别容易，而在免疫系统正常时，人体完全可抵抗这两种微生物的感染。有研究报道，干扰素受体1（IFNGR1）基因某一隐性突变纯合子可导致对正常的无毒力的环境性分枝杆菌易感，产生严重感染；另一缺失IFNGR1基因的家系则表现为对机会性非结核分枝杆菌和沙门氏菌感染易感，且呈显性遗传模式，这就是传染疾病单个基因的突变，可以导致易感性增强的例子。

目前为止，我看了一些文献，严重免疫缺陷异常的，可以导致感染易感性增强，B淋巴细胞、T淋巴细胞、中性粒细胞、巨噬细胞、补体，人体免疫系统的任何一个环节出现了变异，出现了问题，都会导致人体对传染的易感性增强。

此外，对于一些遗传病的研究，传统的方法是采用同卵双生子和异卵双生子进行研究，即配对研究。在这当中，有一项研究是对960名寄养子的孩子的研究。寄养子指失去亲生父母以后，被人领养的孩子，这项研究发现，亲生父母死于传染性疾病的寄养子，死于传染性疾病的风险增加了6倍。孩子的亲生父母死了，而孩子到其他的环境生活，应该说他的生活方式和环境因素变了，但这种情况下，他们患传染性疾病的风险仍然增加了6倍，这说明遗传因素在里面起了非常重要的作用。这个研究同时提示我们，遗传因素在感染致死之中的作用，比在癌症、心血管疾病致死中所起的作用还要明显，就像结核杆菌、麻风杆菌、疟原虫，强调了遗传因素在致病中的重要作用，尤其是慢性传染性疾病。

表1例举了传染病双生子的研究，包括结核病、麻风病、小儿麻痹症、慢性乙型肝炎，我们可以看到，同卵双生子在同一种疾病感染的几率，要明显高于异卵双生子，这就说明，遗传易感性确实是存在的。

对于遗传易感性的研究，我们所采用的另一个方法是连锁分析，是根据家系遗传信息中重组率来计算两基因之间的距离的方法。它的主要目的是分析所研究的性状或疾病基因位点在染色体的位置。通过连锁分析，我们可以把有关疾病（复杂疾病或者单基因病）的易感基因，在染色体上定位，一般说利用这种方法研究单基因病的比较少，连锁分析要求遗传因素完全或者是接近完全决定疾病的发生，致病基因具有较高的外显率等。传染性疾病是多基因传染病，它的发病受多个基因的共同作用，每个基因的作用不是很大，这种缺陷的合力可能是导致疾病发生发展的重要原因。因此，这种连锁分析在研究复杂性疾

病，包括痛风中的作用是非常有限的。

表 1　传染病双生子的研究举例

疾病	地区	一致率	
		MZ	DZ
结核病	德国	65	25
	美国	62	18
	英国	32	14
麻风病	印度	52	22
小儿麻痹症	美国	36	6
慢性乙型肝炎	中国台湾	35	4

注：一致率是指双生子中若其中一个个体患病，则另一个体患病的概率。MZ，指同卵双生；DZ，指异卵双生。

另一个，候选基因关联研究也是我们分析多基因遗传病常用的的方法。它是根据某些间接线索选定一个或几个候选基因，借助直接测序或等位基因特异性扩增等实验方法，通过在病例和对照中比较候选基因的序列差异，来确定这些候选基因的患病状态或数量性状间是否存在关联。一般而言，候选基因关联研究的"关联"有两层含义：第一，变异序列即为致病序列；第二，变异序列并非致病基因序列，而只是与真正致病的变异序列存在着连锁不平衡关系，也就是说是一个遗传的标志，而非致病基因。通过候选基因关联方法，找出一些关联以后，我们要做的是证实这个片断跟致病是否真正的有关。

目前，比较时髦的也是国际领先的方法——全基因关联分析，相信大家都非常有兴趣，我们也非常有兴趣，但是同时也很迷茫，因为优点虽然很多，但是它的缺点也很突出，非常大。我简单谈一下自己的看法，希望大家能给一些好的建议。

全基因组关联分析是应用人类基因组中数以百万计的单核苷酸多态性为标记进行病例对照关联分析，它的目的是发现影响复杂性疾病发生的遗传特征。近年来，随着人类基因组计划和基因组单倍体图谱计划的实施，人们已通

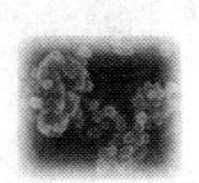

过 GWAS(全基因组关联研究)方法发现并鉴定了大量与人类性状或复杂性疾病关联的遗传变异,这些发现为进一步了解控制人类复杂性疾病发生的遗传特征提供了重要的线索,

这种方法与前面谈到的候选基因关联研究有明显的不同,GWAS 不再需要研究之前的任何假设,不需要预先依据那些充分阐明生物学基础来假设某些特定的基因或位点与疾病相关联。GWAS 之所以被大家关注,很重要的是来自 2005 年的 *Science* 杂志上的一篇文章,首次报道了年龄相关性视网膜黄斑变性 GWAS 结果,在医学界和遗传学界引起了极大的轰动。此后,一系列 GWAS 陆续展开,2005 年到现在,短短 5 年时间,通过 GWAS 已经发现许多以前未知的与性状或疾病相关的位点和染色体区域,为了解人类复杂性疾病的分子发病机制提供了更多的线索。

但是 GWAS 这个方法,要考虑研究的成本、基因分型的成本,以及研究的可信度等方面,GWAS 的设计目前考虑到上面三个因素。一般分为单个阶段的研究、两阶段的研究和多阶段的研究。单阶段的研究一般是指选择了足够的样本之后,样本量足够大,一次性对所有研究对象中所选中了的 SNP(单核苷酸多肽性)进行基因分型,然后分析每个 SNP 与性状的关联。这个设计最大的缺点是基因分型耗资巨大,为节约基因分型的数量和成本,两阶段研究正在被更多研究者所采用。

两阶段或多阶段研究是指在第一阶段先在小样本中对全基因组范围选择的所有 SNP 进行基因分型,统计分析后筛选出较少数量的阳性 SNPs;第二阶段在更多更大的样本中对于那些在第一阶段中得到阳性结果的 SNP 进行基因分型,然后结合两个阶段的结果进行分析。麻风是 GWAS 应用于传染病遗传易感性的研究的成功例子。

第一阶段我们还是需要的,我想应该分两步走,但怎么走比较好,这也是我要求助的地方。GWAS 应用于传染病遗传易感性的研究也有成功的例子。张福仁教授刚刚也是给我们提供了一个很好的范例,一会儿请张教授在这方面发表自己的看法。

GWAS 的研究结果发表在 *Nejm*,*Science*,《新英格兰医学杂志》等世界顶尖杂志上,这是我们中国的科学家,也是全世界的科学家梦寐以求的,在这些杂志

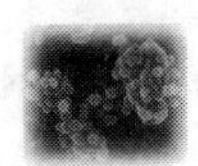

能够有自己的文章。因此，大家也风起云涌谈 GWAS，在我们要做 GWAS 之前，我也给大家泼一点冷水，希望大家清醒地认识到它的优和劣。

GWAS 现在并不是很成熟，它的数据庞大，而且数据很多时候是无序的，一些 SNP 仅与疾病危险因子或诱发因子有关而非直接与疾病关联，很多常见 SNP 对阐明大多数性状或疾病遗传特征的作用似乎微乎其微，几乎所有已发现的 SNP 仅轻度增加疾病风险，大多数疾病的遗传关联仍然难以解释，而应用 GWAS 结果进行疾病的早期预测和个体化的治疗更非想象的那样简单。

GWAS 研究设计所需样本量大、基因分型耗资巨大，因此遗传统计分析的任务不仅要从几十万个 SNPs 中发现与复杂性状表型的关联，同时需要严格控制群体混杂可能带来的假阳性，以及因多重比较而带来的 I 类统计错误概率扩大等问题，从大量的阳性结果中筛选出那些与复杂性状真正相关的基因组内序列变异。

随着复杂性疾病基因分析工具的日渐成熟，现在也在不断的改进 GWAS，全基因组高密度 SNP 谱及单体型图的完成，为我们研究复杂疾病提供了非常好的工具，我们也非常希望尽快地能够使复杂性分析工具更完善，更成熟，为复杂性疾病遗传的研究提供“核武器”的作用。

传染病遗传易感性研究Ⅱ

◎孙良丹

我今天讲的是利用目前的方法，怎么能够更好地寻找传染病的易感基因。随着越来越多的遗传因素，即遗传易感性包括易感基因的发现，我们要明确几点。首先传染病疾病肯定是有易感性的；另外，这些疾病跟其他疾病一样的，也具有人群异质性。通过对麻风易感基因的了解，我们也知道，同种人群的易感基因可能是不一样的，同时常见疾病也是由多个基因共同作用引起的。

如果发现传染性疾病相关的遗传易感性，它的易感基因，目前寻找常见疾病，包括传染疾病的易感基因的主要方法，一个是现在比较流行的 GWAS；另一个是二代测序。我想谈一下，利用 GWAS 我们想要做什么东西，想要做哪些事情。我们知道，传染疾病具有人群异质性；换句话说，我们要明确哪些传染性疾病在欧洲人群中做过，哪些没有做过。欧洲人群即使做过的，通过我们一系列的复杂疾病相关易感基因后，我们发现这些疾病确定存在。在不同人群存在特异性的易感基因，就是所谓人群异质性，还有一点没有做过的，我们知道中国有很大的样本，是很好搜集的。做 GWAS，跟传统的单个基因分析是一样的，可以做病例对照，trios，就是一个家庭的父母与小孩做的 GWAS 是一样的。还有一点，单一表型的疾病表型特异性易感基因。今天发现，我们做的一些疾病，比如麻风，它不是单一表型做的 GWAS，如果做多表型，多一点少一点也行，可以把多表型单纯做一个 GWAS，就是寻找疾病特异性表型易感基因。

到目前为止，前期利用 GWAS 做了哪些东西？如果做过 GWAS，二期可以做一些数据分析。现在据我们所发现的，疾病的易感基因的 OR 值，目前是很低的，一般都是小于 1.5，这是什么原因引起的？目前的 GWAS 病例很少，都是 1000 左右的，如果是多个团队合作，需要增加样本量。很多的团队做过 GWAS，

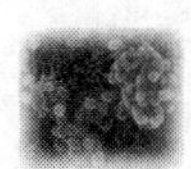

麻风的 GWAS,其他疾病的 GWAS,把样本量增大以后,经过 meta 分析之后,如果同种人群跟不同人群一样增大,就可以增加力量,寻找更多的 OR 值,就是在 1.1 ~1.5 之间的疾病潜在基因。

通过之前的研究发现,我们知道现在已经发现了 Crohn 病(克隆氏病)的 80 多个疾病易感基因。我们在 NG(新英格兰学杂志)审稿的时候,发现 Crohn meta 分析新发现了 40 多个 Crohn 病易感基因。对于做过 GWAS 的人来说,可以增加样本量,通过 meta 分析,自己再做一些,增加样本量之后,可以大大提高 OR 值比较低的解释效率。

还有一点,可以做所谓的二期研究。我们知道,前期做 GWAS 的人为了抢时间,选择了 P 值较小的少数 SNP 加以验证。其实,在后期增加样本量之后,把一些 P 值不是很高的 SNP 重新再做验证的时候,很有可能发现一些新的东西。我们做二期的时候,发现了 6 个银屑病易感基因,现在有关这方面研究的文章快发表了。

今天所讲的,不是针对某一种传染病应该怎么做,而是总体应该怎么做。还有一点,对新发现的易感基因来说,现在发现不同的疾病存在不同的易感基因,比如发现白癜风,Crohn 病,还有麻风,它们共同携带一个 ZMIZ1。可能提示,这些基因有一个共同特点:传染性疾病,这是目前利用 GWAS 能做的一些思路。

还有一点就是候选基因的测序。GWAS 有它的缺点,发现的易感位点大部分都是位于某一个区域,或者是某一个基因的内含值,只能提示这个基因跟疾病有可能相关,要得到真正的致病位点还需要来测序。

另外,发现基因通路。我们知道,如果某一个基因的 OR 值很低,可以做通路分析,把这些基因串起来,放在一个通路上,然后链接这些基因,会发现,你本来没有瞄准这个基因,可能会发现新的易感基因。

以前很早的时候知道基因环境的相互作用。因为麻风病发生,除了遗传因素还有一项是环境因素,探究它们的共同的交互影响,可以更好地探索疾病的发病机制。

目前已发现很多疾病的易感基因,有 600 多篇论文共报道了 3000 多个 SNP,但是有一定的缺陷性。发现 SNP,就是常见疾病,常见变异,但是目前所发

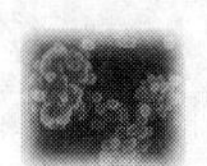

现的常见变异并不能完全解释疾病的遗传易感性，越来越多的人认识到罕见变异在疾病当中所起到的作用，GWAS 尚不能发现罕见变异。目前发现疾病罕见变异的方法就是第二代测序，包括全基因组测、外显子测序，还有前几年比较时髦的表观遗传学，然后就是全基因组基因表达、转录，结合动物模型，实现所谓的转化医学。

我今天所要讲的，就是利用所有目前比较成熟的方法，GWAS 和测序更好地发现疾病遗传易感基因。

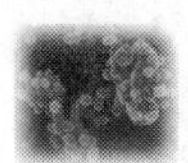

罕见病遗传易感性研究

◎韩金祥

从发病率上来说,麻风病应该算是罕见病。从目前来看,我们国家没有罕见病病例管理机制,但是我们一致认为罕见病是一个非常重要的研究领域。所以,我今天从发病率的角度谈一下自己的认识。还有刚刚提出的合作问题,觉得非常好,非常感兴趣。

罕见疾病,就是发病率在0.65‰~1‰的疾病,但是每个国家根据各自的实际情况,特别是经济发展的一些情况,对罕见病确定的标准并不一致,比如美国是发病在20万以下是罕见病,日本是发病人数5万以下叫罕见病,欧盟定义是发病率在0.5‰下叫罕见病。

到目前为止,我们国家尽管在制药这方面出台了一些政策,特别是最近连续两年,全国人大代表会上好多代表提出一些意见,讨论如何在罕见病这方面立法,这引起了国家的重视,但是到现在没有真正的立法。在亚洲包括日本、韩国等国家和中国台湾地区,都已经立法了,所以就目前的发展趋势以及我们国家的经济发展这种势头来看,关于罕见病的立法目前是不行的。

罕见病的药物研发,因为得不到比较大的市场回报,实际上全球都是处于比较弱势的地位,正是由于这一点,发达国家的政府拿出了优惠的政策和资金来支持这方面;也正是因为这一点,好多人大代表一直呼吁这个事情,因为罕见病带来的痛苦特别是对家庭带来的痛苦是让人难以想象的……,特别是在我们国家。这两年我们去一些家庭采样本,真是惨不忍睹,罕见病中的80%都是遗传疾病,只要出现一个病人可能好几代都会出现,这个家庭绝对是贫困家庭。

罕见病由于发病率比较低,种类比较多,分布又比较广泛,这也决定了罕见病的研究,需要国际性的合作和不同地区的合作,唯此才能对这种病的研究以及治疗提供帮助。从单个病种来说,比如说麻风,因为它的发病率比较低,所以

人群比较少。但是，如果考虑到6000多种罕见病（现在知道的罕见病有6000多种），它的比例是相当高的。据统计，占了人群总数的3.5%，也就是说我们人群中有3.5%是有罕见病的病人。

对常见的病，从病例分型上来说，不同的分型也应该列入罕见病的范围里面去。国际上罕见病研究这个领域的国际组织之间联系还是比较多的，我们国家在这方面是相对比较滞后的，甚至我们对这方面的认识还远远不够。如果按目前的数字推算，这方面的数字还是不小的。目前我们国家对罕见病这方面的研究，一般是以个别的案例报道为主，零星的有一些关于基因检测的报道，对罕见病机制的研究，几乎看不到几篇文章，而进一步对罕见病药物的开发，可以说刚刚起步，因为药物的研发存在一个经济效益的问题，所以说在这一方面我们国家可以说是空白，跟国外比还是很差。

罕见病研究有什么意义呢？一个是对基因功能研究的影响，现在公共基因组是我们面临的一项很大的任务，我们知道，大约有2500个能够编码的基因，如何来研究基因的功能，确实是摆在我们这些科技工作者面前的一项非常重要的任务，实际上也是目前我们研究的热点问题。怎么来了解这些功能？从遗传学上，从生物化学上，甚至从生物信息学上，应该说给我们提供了一些线索，使我们找到一些罕见的遗传疾病的一些关联。

在过去20年中我们已经发现了1822个基因的变异，但是有一些个别遗传病，用这些方法恐怕很难来发现一些基因变异，比如与人有关的，有关情智、认知、智力缺陷这方面的基因功能的研究，恐怕我们很难用目前的动物模型来研究，因为动物模型根本表现不出来，或者是表现不出跟情智有关的，和智力有关的，或和认知有关的。而对一些罕见病，特别是单基因遗传，在这方面进行基因功能研究恰恰是一个非常好的模式。

再一个对复杂病，通过研究罕见疾病来进行复杂病，或者说是常见病的研究，我们认为这也是个难题。很多罕见的遗传病表明，不同的基因突变的表型可能差不多；而有一些是同一个基因的突变，但是突变方式不一样，表型更不一样；还有的是相同的基因突变，在不同的遗传背景下可能有不同的突变。

我们发现，在一个家族中有13个发病者，有好几种表型，但是这13个发病者，都是胶原蛋白的某一个基因发生突变，突变是一样的，但有的只能卧床，有

的非常好，有的可以打工去。同样一个基因突变，并且这一个家族生活背景几乎相同，出现的状况不一样，为什么？所以，我们觉得，有罕见病的这种家族，像这种模式，是我们研究这些基因的一个很好的模型。而这些基因，就目前我们实验室发现的这几个基因，恰恰是我们研究骨化的过程中的一些致病基因，很可能跟它有关系。所以说，罕见的遗传性单基因家族的研究，有可能把我们带入了一些个复杂的、常见病引起的疾病机制。

再举一个例子，如风湿性关节炎。在研究风湿性关节炎的时候我们发现了一个基因，反过来一做，发现跟肿瘤的发病关联相当强，我们做了十几种肿瘤，发现它都是高危点。所以说，我在这里呼吁一下，要非常关注重视罕见病，就像麻风菌这种治疗研究，我们一直做麻风病的防治。

另一方面，就是合作问题。我简单说一下，对于罕见病的研究，实际上我们国家是一个有很好资源的大国，我们的人口多，有群居的习惯，有利于发现家庭式的罕见病。但是这个发现，需要感兴趣的同行发展起来。我也呼吁一下，我们应该保护我们的资源，应该自己早下手研究这些问题。

另外，下个月在济南，山东省将要成立山东省罕见疾病防治协会，我想这可能是我们国家第一个省级的罕见病协会。

韩金祥

大家围绕着前面四位讲者的发言展开讨论，发言的时候不要太正式了，讨论的时候活跃一些，对某些观点进行质疑、批评，不同的观点，争鸣都可以。

刘　红：

我想请教一个问题，2010 年 10 月份的时候，*NG* 发表一个社论提出，做传染病 GWAS 的时候，要注意一下病原体变异对研究结论的影响。我们知道，麻风病的病源菌麻风分枝杆菌，它的测序一致率能达到 99% 以上，但是对于传染病的其他病原体，像结核、疟疾之类的病原体，病原体可能是不断变异的。对病原体的变异如何影响传染病遗传学的问题，我不太明白。因为上次专门提出了，在做传染病 GWAS 的时候必须要注意这个问题，必须排除这个复杂因素的影响。

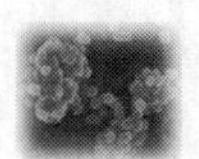

刘建军：

这个是肯定的，传染病研究的对象包括宿主和病源。结核与麻风的不同在于后者发病率极低，大部分的人有相当好的免疫系统可以抑制细菌的侵入，或者是侵入之后可以消灭它、孤立它、控制它。结核不行，结核菌基因的多态性要比麻风高得多，麻风菌不太容易变异，人体对它的抵御相对来说非常好，所以说发病率极低。

为什么结核做得不好，一直做不出来，麻风一做就做出来？可能跟这个有关系。结核菌容易侵犯人体，人体本身的免疫变得不是太重要，不论是完整的免疫系统，还是不完整的，很多情况下只要暴露，结核菌就能够侵入人体，所以感染率非常高。最后，能不能发展到出现临床表征是另外的过程，最起码进去这一关，我们人类自身还没有一个很好的防御系统，因为结核菌的变化非常大。

因此，做结核研究，我估计这个因素是不能忽视的，麻风可能还不是太多，目前作为已知的测序结果没有很大的变异性，非常稳定。而结核则不然。最近我们在做一项研究，我们跟很多人合作，把麻风的易感基因在来自印尼、中国香港、韩国以及欧洲、非洲国家的2万多个结核样本中验证，结果无任何阳性发现。解释是什么呢，结核跟麻风确确实实有完全不同的机制，虽然说都是分枝杆菌，结核的宿主因素非常非常弱，只有可能是这两种解释。所以在大家做结核的时候，这是一个棘手的问题。我现在不能做出什么结论，因为我们毕竟只做了7个基因，最起码这7个基因，NOD2通路，跟结核没有什么关系。另外一个，HLA（人类白细胞抗原）和麻风非常相关。而在结核方面，这么多年来，也没有完全正式性的HLA建立起来，这也难以理解，为什么结核的HLA不是那么重要？是什么原因造成的？目前还比较迷惘。

刘　红：

按刘教授的说法，现在从研究设计上来说，我们没法对这个问题从设计上进行规避，还只是单纯地来做。

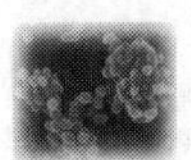

刘建军：

因为现在有高效的测序方法，如果有其他可能，当搜集了样本之后，在同样的个体上获得病源体的信息，可能会对下一步的解释有很大的帮助。这在以前是不可能的，但现在有可能。如取组织标本有可获得细菌，直接做变异分析。

张福仁：

2010年夏天我们开了一个全国性病防治大会，两年一度。大家都知道皮肤科分三大摊子，一拨人偏重于皮肤病，一拨人偏重于麻风，一拨人偏重于性病，我们是三边都有，所以三方面的会我们都参加了。性病会在海南召开的，有很多国外的专家，一个分会场是讲梅毒的，大家知道梅毒的病源为螺旋体，不同亚型的螺旋体可造成不同的临床表现。如果感染了梅毒螺旋体，有人会出现神经梅毒，会出现痴呆，像著名的麦克阿瑟将军，晚年死于神经梅毒，变傻了；有人感染了梅毒之后，没问题；还有的人感染了梅毒，仅仅出现皮肤上的表现。为什么会造成不同的表型？可能与病源体的亚型和宿主的遗传背景均有关系。

传染病的遗传易感性必须考虑病源和宿主两个因素。

翁小满：

现在4个国家的麻风菌在序列上高度一致，一致到99.995%，差异很小了，但是现在科学家仍旧提出来要对全球的麻风病进行全基因的测序，研究麻风病与基因表型的关系。我对这个研究持怀疑的态度，但是自己拿不出依据来。

有很多人怀疑，我们最初的检测方式不是太强大，它们认为新的测序技术功能强大。有可能以前的研究没有发现变异，我们现在讲第二代的测序方法，重新去测，是不是能够测出来有不同？有这个可能，我只能这么讲，因为我也不知道，只觉得有这个可能。因为最起码现在人们还无法解释为什么结核变异这么快，而麻风就是不变，好像不可思议。当然也要考虑到，麻风确实和结核不一样，它丢掉了很多基因。如果测序，我觉得还是有意义的。

GWAS技术对于易感基因的寻找，应该是发生了一个翻天覆地、突飞猛进的变化，这方面的文章发表在很高层次的杂志上。这个技术在学术界有争议，

包括刚才刘教授提出了一些关于GWAS的问题。

另外，现在全基因测序价格有点贵，以至我们许多实验室不一定能够承受，第一，怎么理解GWAS的技术目前存在的一些问题；第二，随着全基因测序的发展，能不能展望一下。

刘建军：

现在有很多人关注这个问题：现在外显子测序来了，是不是GWAS会被取代？所以，我们不能做GWAS。我们有几个问题，跟大家探讨一下，首先你要知道外显子测序，只是锁定少于5%的基因序列。你要做人类基因组，现在一般大部分的外显子测序所做的捕获，一般在30×左右，最新的可能到50×。Affy最新的产品，50×拿到的测序，也不过是2%。你要记住一点，你只是在研究基因组里2%的内容，当然这个2%可能是最重要的2%，但是对所有已报道的所谓的少见变异肯定不包括在2%内，有很大一部分的变异是肯定会被丢掉的。所以，从这个层次上讲，外显子测序还不是真正的所谓传统意义上的全基因组，毕竟是95%的序列没有包含。

那么，像从这个层面上，感觉GWAS好像是全基因组，最起码我们认为GWAS涵盖了全基因组。在另外一方面不是很好，除了全基因组外，测序的限制，GWAS只能看到大于5%的常见变异，往下的又看不到。

这两种方式，所丢失的，所看到的，是不太一样的，它们的重叠会比较小，就是在常见的编码变异可能会是一样的，而别的信息都不太一样，我感觉这两个方式是互补的。为什么叫互补的？因为对大部分的疾病来讲，它的易感基因有很多不同的位点，有常见位点，有罕见位点，有编码。如果真的想对某一个病种有一个全面性的了解，这两个东西都需要做，什么时候，我们觉得这两个都涵盖了呢？出了全基因组测序。那个时候，我大量地做，也不需要做GWAS，也不需要做外显子测序。那一天什么时候到来？我觉得还是要等一段时间，在这之前，所有的GWAS和外显子测序，都在同时进行。这两种所寻找的东西不太一样，有可能会找到同样的基因，但是不同的突变，一个是常见的，很有可能一个找到编码，一个弱，一个强，都有可能。但同时，我觉得这两个事情都需要做，不要把它们当成敌对的方法，这两个都不是敌对的方法。

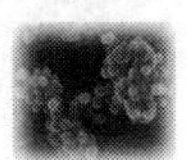

张福仁：

上半段我们谈了传染病遗传易感性的研究现状，对病原体、宿主等的特点进行了非常好的交流，同时我们还跨到下午的题目上了，提到了发现易感基因的新方法，全基因组关联分析，外显子的测序，而且，讨论了外显子测序跟GWAS测序是不是可以取代，不可以取代；这是一个很好的补充，有了新的技术，新的手段，才可能取得一些新的成果和进展。

由于时间有限，我们第一个阶段的主题就讨论到这里，转入下一个阶段的讨论，我们发现的问题还可以随时提出来。下面首先请山东大学李士雪教授，就公共卫生政策的制定以及传染病的防治等方面给一些见解。

专题二　传染病公共卫生问题及遗传易感性研究的意义与应用前景

传染病与公共卫生

◎李士雪

今天,在座的各位都是传染病防控方面的专家,刚才听了讨论以后学到了很多的东西。今天的主题是传染病,无论是遗传易感性,还是其他的问题,主题是传染病。讨论传染病的问题,终于有了研究公共卫生的人在这里说话。如果没有传染病,公共卫生存在的基础没有了。公共卫生从哪里来的？有了传染病防治才有了公共卫生,公共卫生原来最早的任务就是传染病防治,包括传染病,也包括其他的疾病。

现在的公共卫生,当然和过去的公共卫生有不同,传染病的发生、发展和转归非常复杂,受到传染病的影响,受到工作场所的影响,受到社会经济的影响,也受到我们社会的影响以及心灵的影响。由此产生了很多的学科,环境卫生学科、营养学科,后续再就产生了社会医学管理,这跟社会因素也有关系,我们整个的模式发生了很多的变化,传染病的防控手段也发生了变化。

今天我们谈传染病也好,谈基因、遗传因素也好,落脚点主要还在于传染病的预防和控制。所以说,无论怎么做,做什么工作,最终落脚点还是传染病的预防上面,即如何预防,如何控制。我们研究基因,只是研究传染病控制和预防的方面,传染病的预防和控制绝不单单是基因的问题,也绝不单单是遗传的问题,它是一个复杂的问题,对于传染病的预防和控制,必须站在一个更高的层面来讨论。

因此,传染病的防治与政策有关系,与法律有关系,所以又有了卫生经济学、卫生管理学和卫生法学。所以,学科与疾病的发生发展转归是密切相关的。

公共卫生和传染病,最初是密不可分的,但是现在公共卫生的发展和传染病是越来越远了,现在在座的已经很少有从事公共卫生工作的了。我们最早的公共卫生学院,前身叫卫生系,卫生系最强的队伍就是流行病,流行病里面最强

就是传染病。原来我们公共卫生学院,有一个专门的传染病教研室,传染病教研室的人都是在传染病领域工作。山东省传染病防治,包括其他一些寄生虫病防治的专家,都是我们学校的人,是我们学校的教授,包括做麻风防治的也是我们学校的教授,我们最强的队伍就是做传染病的,最强的教研室也是流行病,这是我们学院的基础。公共卫生学院的学生必修课之一就是传染病学,临床实习时间最长的也就是在传染病医院。现在的情况不同了,我们学校的传染病教研室已经不在学校内,现在又从卫生系划到医学系,再又划到临床,基本上就没有了。原来传染病的老教授们相继退休后,没有专门的老师了,实习也取消了。许多的学生没有传染病的实习了,在教学的环节,在传染病的预防控制里面,公共卫生已经落寞了,没有一个很好的队伍,包括我们现在培养的学生,到了疾控部门去做传染病的防治,很多的传染病都不知道,都不认识,也不了解,要做防控非常的困难。

第二,在传染病的研究方面也应该有公共卫生的强大声音。对传染病最早的研究来自于公共卫生,一些传统的流行病学的经典研究方法,大多是在传染病研究当中诞生出来的。公共卫生应该发挥公共卫生的优势,就在于它的人群研究。现在我们又走向了另外一个方向,就是我们研究流行病和研究卫生统计的都在做基因,都在做分子。所以,我们研究流行病的人,研究卫生统计的人都在养着小老鼠。过去都不是这样的,现在每一层都在养小老鼠。为什么这么做?不这么做就不能发文章,不能发文章就会有一系列的问题,逼着大家做,那么最后丢失的就是人群和现场。现在没有很多人去关心人群、现场队列是什么,没有人这么做,因为周期比较长,效果不明显,不确定,但是人群的研究是非常重要的。我们的流行病学还是教育部的重点学科,如果说我们仅仅就做一些这样的基础性的研究,我们的传统就丢失了。所以,在研究方面,两者应该有机地结合,发挥各自的优势,这两者都是必须的,都是需要的,但是如何发挥各自的优势,结合起来来做,可能这是一个应该是一个比较好的方向。

凡是做得好的科学家,特别是首席科学家,首先要具备领导能力、组织能力和协调能力,能够动用各个学科,发挥各个学科的优势,把它有机的组合起来,这样才能做重大的公关项目。所以,我们不能做单打一,要做基础研究工作。在研究方面,公共卫生应该起到重大的作用,但是我们的作用不够。青岛的疾控

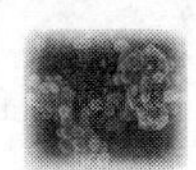

中心有一个庞大的双生子队伍,但我觉得没有做很好的利用和开发,仅仅依靠公共卫生的人是不够的,所以就需要有更多的专业的人来利用这个资源,因为它有很多的双生子,有 1000 多对双生子,这个队伍非常大,做的研究里面可以做很多的研究,取得很好的效果,现在用的是不够的,这个方面公共卫生有它的弱点。

第三,在传染病的预防和控制方面,我想公共卫生更应该发挥作用。在传染病里面第一个问题是预防,怎么预防这是重要的,之后才谈得上控制。我们现在传染病的预防显得非常的苍白。大家印象最深的就是 2003 年的"非典","非典"一来,把整个公共卫生体系冲得一塌糊涂,我们动用国家的资源抗击"非典"。"非典"是这样,禽流感也是这样,一个小小的禽流感,把公共卫生体系都搞垮了,2009 年的甲型流感也把公共卫生体系给搞垮了。

好在 2003 年以后中国重视了公共卫生体系的建设,但是目前来讲,与我们想像的公共卫生体系还有很大的差距。光有了大楼有了设备,与传染病的防治相差很远,它起不到预防和控制的作用,公共卫生体系预防控制里面有很多的工作要做。

在我们现有的疾病预防控制中心里面,也有一些很大的疑问,我们现在的人员大多是公共卫生学院毕业的,临床医院毕业的很少,所以,一旦出现传染性疾病的事件,在疾病的诊断、处置方面就显得束手无策。因此,预防队伍里面一定要有一定比例的医务人员,只有这样才能做好疾病的预防和控制。

我想这三个方面的内容,一个是教学,为我们的预防控制提供人才储备;另一个是在科研方面;还有一个是在最后的预防和控制方面,公共卫生都应该走在传染病的前面,也就是说都应该起到一个旗舰的作用,但是现在的状态并不是完全如此。当然在公共卫生领域里面也有很多亮点,现在大家做的比较多的是地理流行病学,空间流行病学,还有遗传流行病学,做得很多,也做得比较成功。我们公共卫生学院的薛教授,就在做地理流行病学、空间流行病学,跟复旦大学的金教授,现在的金校长合作,在这方面做的还是不错的。我们在这一方面应该讲很有作为的,但是我觉得现在应用的不够。

我总体希望就是公共卫生的和做临床医学的人,做基础研究的人,各方面应该联起手来共同来对付传染病,最终达到传染病的预防和控制的目的。

麻风病的流行与挑战

◎张国成

麻风病在中国流行几千年了，到现在还没有完全得到控制。大家都知道，麻风病是一种传染病，病菌主要是麻风杆菌，跟结核一样都是杆菌。我想谈三个观点：一个明确的传染源，就是没有治疗的，但是临床上感染了，刚才孟教授讲了传染期、潜伏期很长，处于潜伏期的这些人是带菌的，传染、潜伏期到底多久需要大家讨论的；再一个，麻风杆菌的一级预防做不到，完全做不到，那么预防方面是一个大问题，这是我讲的传染源问题；还有一个传播途径的问题，怎么传播的？现在国际上的说法，当然是接触，这没有问题。但是现在有一种说法，已经基本上达成一致的，就是通过呼吸道，跟结核（肺部）的呼吸道不一样，它是飞沫。麻风杆菌喜欢在人体的哪个部位生长？比如鼻黏膜（温度比较低），就在这个地方，像梅毒一样。非常多的麻风病人通过不良的行为，如挖鼻孔，打喷嚏，喷到别人的呼吸道，这是传播的途径。

易感人群，所有的人都是易感人群，麻风感染率很高，但是致病率很低，这取决于很多的因素，也可能存在易感基因的影响。麻风病跟个体的免疫力是非常密切相关的，人体有细胞免疫反应，也有体液免疫反应。麻风杆菌感染以后，也可能是轻型的麻风病人，也可能不治疗就好了，还有抵抗力很强的人，就很少感染，还有中间界限类，瘤型麻风，细菌查菌 4 - 5 +，皮损广泛的存在，侵犯外周神经，因此从研究方面来讲，免疫学的研究对麻风有重要意义。

在 20 世纪四五十年代，麻风病人有四五十万，现在只有几千人。主要的控制策略，五六十年代我们采取的是大普查，全民普查，传染病全部筛选出来，然后把集中起来治疗，这对麻风的控制是非常有效的。终身治疗的效果不好，50 年代以前没有任何的药物治疗，麻风也能治愈也能好，像四五十解放军的病人，我们到了 60 年代普查的时候，这些病人也好了，就是留下后遗“畸形”，因为它

侵犯了神经,破坏了神经系统,导致了其他神经系统上面的损伤,眼睛的问题,面部的问题,手足的问题;等等。这是我们麻风治疗的问题,不治疗,过几年细菌就慢慢没有了,人体有免疫力,能够慢慢愈合。

因此,在研究方面,过去我们也做了一些早期的麻风病的诊断,最早我们做的是组织病理学的切片,因为 100% 的麻风周围神经都有缺陷,但是只要发现周围神经末梢里面有淋巴细胞浸润,我们就可以作为一个早期诊断,在国际上发表了一些文章得到了认可的。后来我们有教授也做了一些正常值的一些实验,也测定它的抗体,但是正常人群当中没有什么差异。我们在云南做了几千例,正常人也有 40% 的抗体阳性,有的人经过五年的观察,这些人群当中也是 2% ,麻风人群那一部分,可疑的家属人群也是差不多,没有什么影响。

在易感基因方面,我们每年 1600 多个病人当中,有 1/3 是家庭易感人群,说它是遗传病不合适,但是与遗传基因有没有关系?我们做了深入的研究,这是得到肯定的。那么这些 1/3 家族内的感染,有没有其他问题,这是需要我们探讨的问题。

还有一些麻风存在的问题,现在跟过去六七十年代不一样,我们的病人中有 1/3 之多,有的达到 40%~60% ,国内外都有讨论反应不一样,得了病有反应,机体的免疫状况非常的活跃,要么一型反应,要么二型反应,二型反应一般都是多形性红斑,一型反应往往是少菌型,神经炎症疼痛,这个非常痛,怎么样能够早期发现这些反应病人?病人可能在治疗过程当中发生反应,这需要我们研究怎么样早期发现。更重要的是早期诊断,早期发现病人非常的重要,刚才我们讲了,有的潜伏期 20 年,当然也有人们对麻风的知识缺乏的原因,很多医院都是当作皮肤病误诊了,更重要的是我们只能靠临床发现诊断,因此晚了,已经传染了很多人。假如我们现在在座的有一个瘤型病人,跟我们在一起开会,说不定有几个已经感染了,但是我们不知道(插话:没那么可怕吧),我是说感染,不是说发病,可能会感染。比如说有一些不良的习惯,我讲更多的是,非常强调行为方面,不一定是性行为,像挖鼻孔的习惯,鼻子里面最脏,一打喷嚏,什么病毒都出去了,麻风同样如此。因此,我们这些专家们讨论研究新的方法以便早期发现。

有没有可能基因,或者这些碎片,或者麻风杆菌的东西、成分,通过实验室检测到,至少能确定高危人群。对高危人群我们有疫苗可以化学预防,尽管我

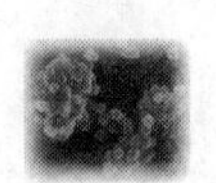

们现在没有高端的方法，但是我们已经提出来了，世界卫生组织也已经提出来了，怎么预防，可以对那些所有确定的高危人群、家庭所在、家庭人员进行化学预防。有些国家已经做了，我们也想尝试这个方面。但这些都是被动的，怎么样主动发现真正的高危人群？如果感染了，吃一点药，他就不会传染，我也不会得病，这是我们麻风病存在的难题，当然还有其他的药物的问题。氨苯砜吃了以后，造成肝脏损害，我们进行下一个课题，对药物综合证不管是麻风病，皮肤病也会遇到这样的问题，很多皮肤病用氨苯砜来治疗，效果很好，这里面也存在一些问题，有些个体的差异，具体存在哪一种因素，就容易出现不良的反应和药物综合证。很高兴大家能关注麻风病，能参加我们传染病易感基因的主题。我们还是比较关心麻风问题，尽管现在麻风不多了，但是现在麻风出现问题也是有的。

张福仁：

前面是传染病和公共卫生面临的问题，麻风病的流行和挑战都是问题，下面我们进入另一主题，传染病与遗传易感性研究的意义，后面还有三位专家的发言，下面请青岛大学医学院的姜振家教授发言。

姜振家：

可以说我的工作和这个活动，一开始感觉有点远，我的职务是青岛大学医学院的书记和附属医院的书记，如果说有关研究，我的研究方向是卫生政策和现代医院管理发展的问题。刚才李士雪教授也讲，作为公共卫生方面的人参加这个活动的非常少，我作为一个卫生政策研究方面的代表，参加这个沙龙非常的有意义。

关于传染病的问题，传染病的研究和传染病的防控，不仅仅是我们这个领域这一部分专家能够做的事情。大家知道，在旧中国传染病是影响我们中国人民幸福、健康和生活的重大问题，1958 年毛泽东主席听说新中国成立短短的数年就消灭了血吸虫病，高兴地写下了七律诗《送瘟神》。

我参加此次活动的体会是，在传染病的研究方面，包括传染病的易感性研究方面，首先需要在更多的层面上，更大的范围内来设计，需要更多的人关心、关注、支

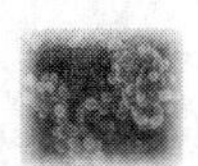

持。我感觉现在对精神疾病、心理疾病等,关注的程度比对传染病关注的高,今天中国科协主办的学术沙龙,把传染病的易感性研究作为一个话题来讨论非常有必要。

我国是一个大国,以胡锦涛为总书记的党中央在“十七”大确定了以人为本的科学发展观。我想,核心是把人们的健康,人的生命发展,作为我们党和政府考虑一切事情的出发点和落脚点。另外,从国际上,无论是国际形势,综合国力发展也好,对传染病的关注和研究,也是一个负责任的大国应该做的事情。我记得2003年到美国去,美国人对我们眼光不是很友好,因为“非典”的时候,我们是发源地。对传染病的发病率,预防和治疗的研究,希望各位科学家重视当今科学发展的规律。

大家知道,人类一直在研究探索的过程当中,进入21世纪,不管是科教兴国也好,还是人才强国也好我们国家提出了很多的理念,但是现在我们很多科学,研究的越来越专,越来越精,越来越细,细到最后,失去了最初的目的和方向。以前我认识中国海洋研究的一位院士,搞海浪研究,直到他几乎不用做什么工作的时候,他依然没有放弃这个研究,但是依然没有很大的成绩。我想说什么问题呢,就是我们科学在发展的过程当中,从过去的学科概念分化、交流、演变,在不断的通过交叉渗透,不断的演进过程当中,出现新的学科,新的观念,在国家层面,学科教育目录现在修了很多次了,现在新的学科教育目录,不能公布的原因是什么?就是科学家对学科的概念,对学科划分的标准争持不下。因为科学的概念,学科的概念,在新的阶段,变得越来越分不清楚这就需要我们各位科学家要更加树立全局的意识,合作意识,交流意识。

我建议,今后这种活动要经常有,这种沙龙要经常搞,以推动我们整个的科学发展,迈上更高的科学的台阶。

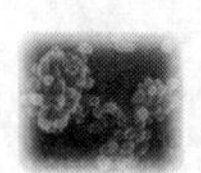

传染病易感基因产业与未来发展

◎王绪敏

今天参加这个沙龙,我感觉这个形式非常好,可以畅所欲言,各位专家各位老师都说了,易感性基因的研究以及公共卫生方面的一些建议。我说的可能比较远一些,我说一下纵向,时间上比较远。

我非常有幸参加了人类基因组计划以及人类单倍体图计划 Hapmap(人类单倍体图计划)计划(都参与其中),对于刚才说我们现在这些研究都是以人类基因组计划和 Hapmap 这些数据为基础的,这个我也非常认同。基因功能的研究,应该是生命科学在 21 世纪最重要的主流科学,比尔 · 盖茨说,下一个创造出更大财富的人是出在基因的领域,可能有一定的夸大,但是从最近几年的发展看是有道理的,像 Google 跟 IBM 已经开始联手进军基因治疗、基因诊断这个产业,它们成立网站来做基因检测。美国经济学家计算过,到 2020 年,基因产业所产生的经济价值和经济效益将超过 IT 产业,我想这就是 Google 和 IBM 联手进军基因产业的原因吧。

产业前景离不开技术的发展,像基因组的计划,最早可能是美国尼克松总统提出,战胜癌症这么一个想法来督促成功的,人类基因组计划促成了几个相关的产业,比如说最重要的测序仪,反过来测序仪又促成了人类基因组计划的提前完成。2010 年我们实验室举办了人类基因组计划草图发布十周年纪念活动,我们也是想通过这个活动,向大家呼吁一下,我们基因的产业有多么大,多么的重要。人类基因组计划包括三个阶段,即前基因组时代,基因组时代和后基因组时代。Hapmap 数十万的 SNP 位点。至于后面的后续发展,可能就是咱们常说的个体化的基因组时代,应用我们个体化的力量。这方面可能觉得对易感性的基因前期的研究,不像癌症或其他的遗传病那么起步比较早,但这个应用的能更远一些,也会有更好的前景。

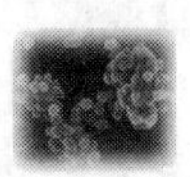

现在测序技术发展很快，未来的几年可能1000美元测一个人的基因序列，非常有可能。昨天还探讨一个问题，1000美元测一个人的基因组会有多难，制约在哪里呢？一个是前期的研发成本，数据上来说已经拿到了；再一个是信息分析，咱们现在还没有那么大的信息分析的能力，到现在能看到的是第四代测序仪，第一代测序仪是低透量，长片断。第二代测序仪是高透量，短片断。第三代测序仪是高透量，高速度，长序列。

我们有一个项目是在做第三代的测序仪，为的就是适应时代的发展，因为我们现在所有的测序仪都是受制于国外，如果没有自己的技术，自己的设备，后面的基因产业也会受制于人。我们现在已经做出来的相当于第二代也好，2.5代也好，正在进入调试阶段，下一步我们做第三代测序仪，到了第三代，单纯从试剂上来说，100美元即可。对传染病的易感基因，还有其他的易感基因，测的话，还是非常快的，但这也是一个比较远的、横向的，因为我们这个技术多学科的发展，刚才也说了，单纯靠一个方面是做不出来的，我们现在通过这些合作发现，其实基因产业也可以促进它们的发展，因为我们的测序仪后边的信息处理IT是跟不上的，因为单个分子的反应是非常快的，但是读取数据跟不上，硬盘转的速度也跟不上。我们现在想办法，把这个酶降下来，如果它的硬盘读取速度跟得上，我们的测序速度可能会更快。再一个要求是对半导体加工的要求，我们跟半导体所合作，单分子的话要在一个纳米组，他们现在也在摸索，这是简单说的一些技术，技术对我们这个产业的促进是非常关键的。

下面我说一下我所了解的，在哪些方面的应用，我们现在所做的这些传染病的易感性基因也好，其他的易感性基因也好，最终的目的是为了人类的健康，为了应用，可以怎么应用呢？前几年炒得比较热的是基因检测，基因检测还是很有前景的。现在大家说的这个，现在成本还是比较高的，但收费还不是太高，可以更好的搜集数据。前期的易感基因的研究基础还是差一些，所以说前期搜集数据可能非常的重要，基因检测的应用临床的可能就是这里，叫做基因诊断可能比较合适，主要是对疾病的风险预测，检测比较强，比较灵敏。在前期的如果可以早一点发现，可以早期预防，比如说像传染病，我们可以把甲肝、乙肝、麻风病的易感基因通过测序的方法，一下子都可以全测出来，也可以做心脏病、癌症等，现在用的，都是单个的基因，像结肠癌、乳腺癌的基因可能大家用的比较多；像传染病的基因比较复杂，用得比较少，但是这一领域具有非常好的前景。

再一个是基因治疗，前几年炒得比较热，这几年也是冷下来了，这也是以后发展的一个重要方向。为什么冷下来了，一个是前期的基础研究差一些，没有把最基本的机体研究好、研究完全；再一个，基因治疗的方法可能还是存在一些问题，但是从第一个基因治疗的业务做起来之后，现在还有好多的公司研究这个。

下一个是生物医药的发展，特别是近年来，科技部立了好多的项目，针对抗体药物，还有其他的药物。抗体药物都是针对的靶分子，包括易感基因。像张所长发现的那几个麻风病的易感基因，如果过去功能研究比较清楚，可以用这几个基因当作靶点来发展新的业务，现在也有好多公司找我们，有些已经发现清楚的靶点。有的是合作一起找靶点，这个易感性基因的发现，对生物医药产业是一个促进，一个是可以作为靶点，再一个是可以做基因治疗。

另外，个体化医疗的兴起，这个可能更会远一些，这个可能还是需要依赖于技术的进步，比如刚才说的测序仪的进步。

21 世纪的医学，将从疾病治疗向健康医学发展，就是大家说的之前的预防。长期以来医学都是直接研究病，没有注重前期的预防，个体化医疗兴起之后，我们可以利用测序成本，和其他技术成本的降低，使每个人都会有一个比较系统的数据，包括传染病一些易感基因等，到时候医生看病很方便。大家可能觉得是太远了，我觉得在 5 ~ 10 年之内技术上可以实现。我们做测序仪时发现，医学上的原理已经突破了，关键是后面的 IT 技术，还有其他的加工方面能不能有所突破。由于时间关系我就先跟大家交流这些，我觉得易感性前期的研究非常重要，对后来健康的产业也非常的有意义，谢谢大家。

张福仁：

刚才几位专家对传染病、公共卫生、麻风病的流行等面临的挑战提出了很多的问题，姜书记、王教授对传染病的研究、预防、诊断、治疗，提出了一些展望。其实对于多基因遗传病，复杂疾病易感基因的发现仍存在许许多多的争议，发现了这么多的易感基因，到临床有什么用途？比如说携带麻风病 7 个易感基因，未来如果感染了麻风菌以后，可能发病的概率是 10%、20%？普通人的发

病可能是百分之零点零零零几，这除了给病人造成心理上的压力外，还有什么用？因为造成疾病的因素非常多，不全是易感基因的问题。医学科学研究的最终落脚点要服务于我们的病患，这是一个最终的目的，无论怎么样做，怎么样高级，最终要服务于病患。

全基因关联分析到临床到底有什么用处呢？全基因关联分析是一个强大的产生数据的方法，产生一个 DNA 的变异，变成有效的临床数据，这个方面可能还有很多的工作要做，这个方面刘建军教授做了很多的探索，我们现在请刘建军教授发表一下对这个问题的看法。

传染病易感基因的发现对传染病控制的意义

◎刘建军

对麻风来讲，一级预防没法做疫苗，大部分是靠药物预防，药物预防几乎不可能全种群，所以找到高危人群是先决条件。我觉得在传染病中应用存在极大的可能性，首先发现感染源，其搜寻范围就小了，如我们现在看的就是这 7 个基因，如果有的人携带，有的一个都不携带的，它们之间麻风的患病风险差距将非常大。为什么我说传染病，传染病目前来看，TB 放在一边，其他传染病所发现的基因，单个的位点大部分是增加 40% 的，一个就非常大。为什么现在做传染病 GWAS？现在做的时候，都是几百例做出来的，因为它的强度比较高，如果是说现在的一级预防，我找到一个新发生的病人，把周围所有人全部用药物进行预防，在某种程度上可能会很难接受，如果说你能去筛查这些人，还有周围人的遗传特点，那么对他们来说，就是一个很好的建议。你应该怎么做，预防性的药物治疗。这方面，我觉得基因会有相当好的帮助，会更有针对性的。但是我不相信，把它推到种群里面做，把中国人全种群的做没有意义，这个菌的暴发点有限。什么时候可以做？高发区可以做，具体到某一个发生点可以做，这个基因的预测，不是没有针对性的，大规模的种群没有必要，在做药物预防治疗的时候要有针对性。

迄今为止只是第一个研究，我们还会做进一步的研究，我相信它的基因，不只是 7 个，肯定还会多，我们会把这个基因的数字推到一定程度，预测有可能差十倍的危险度，在这一个层面上，你是绝对有足够的理由，去说服这个人来口服预防性的药物，我认为在传染病上，要比别的疾病容易实施，传染病有一个源头，比较容易发现高危人群，利用感染和基因相结合，我们觉得比较可能做成风险预测，然后结合预防。有些病拿出来就没有办法，比如说乳腺癌，你做了一个预测，危险度比别人高两倍，但是传染病不一样，可以进行这样的预防。

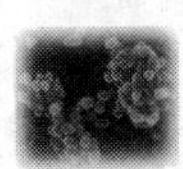

还有一个问题是，张福仁老师提出临床表型问题，我觉得这个方面遗传也会有所帮助，因为我们看当时掌握了7个基因，其中我们做了一些，就是把临床上的2个亚型做了一个比较，6个基因跟2个亚型都有关系，其中有一个基因只跟一种亚型有关。在这个结果之上，过去有一个争论，争论什么呢？麻风病的临床不同表征是不同的病，还是同样的病一个不太一样机制？我们认为它是同样一个病。为什么？有共同的前期机制，但也有不同的地方，后期有一个基因作用造成不同的临床表型。为什么我们找6个共同的异质性，因为当时计划做的时候有局限性，我们把所有的病人总的一起做，丢失了一部分，下一步我们再做计划的时候，分成亚型去做，这样就可以找到更多的跟亚型表型有关的基因，这对于临床会有更多的帮助，不是指高危的，而是对已经感染的之后，后期的有没有影响，这是我感觉麻风病找到的基因很有可能可以做的事情。

第三个层面，以前我们一直不能体外培养麻风，也没有动物模型，我就一直在困惑，如果真的是把易感基因都找到了，通过基因敲除鼠就可以建立麻风病感染模型，这对进一步开展麻风病的研究是有益的。

张国成：

谢谢刘教授，我非常的赞同，我也是希望能够对麻风病高危人群更明确一下。对慢性病，像王教授提出来的，进行了基因的测序以后，比如我发现很多女同志有乳腺癌易感基因，我们怎么办？给她治疗，还是切除？现在存在这个问题，对慢性病跟传染病的处理可能有一些差异，刚才刘教授讲了，在确定传染病跟传染源、病毒、细菌等方面上的应用，在肿瘤慢性病、痛风等这些慢性病上，我们想知道，这个测序对临床有什么作用？

张福仁：

现在对单基因病，一个基因突变造成了致病，可以做到有效的预防，这种有效的预防包括怀孕以前的预防，怀孕以后的预防，以及孩子出生以后症状前的诊断，技术是非常成熟的，我们现在也做一些病的诊断，其中很多病，父亲得这个病，40多岁，活得很艰难，但不会影响生命，生活质量受影响，下一代儿子生

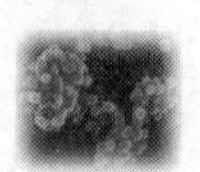

出来了,也长大了,又生这个病,不想让第三代冒这个风险,不想让他的孙子再得这个病。这个时候有这么几种方法:体外受精,在受精卵发育到8个细胞,16个细胞,32个细胞时,取一个细胞检测一下这个基因携带不携带这个突变,如果有,就不要了,50%的概率,多个受精卵肯定有一个好的,那个好的就放回去,这样就可以成功预防。第二个方法是已经怀孕数月以后,测绒毛,查DNA(脱氧核糖核酸),如果不携带致病基因的突变,那就继续妊娠,如果携带,把这个情况告诉他,你这个孩子生出来可能会携带这个病。第三个是孩子已经出生了可能还没有症状,可能15岁会出现这个症状,做一个检测,可以告诉他这个孩子将来可能会有这个病,所以对于单基因病来讲是可以预防的,但对于复杂性疾病来讲,若干个基因,可能有七八个、十几个,在预防上,传染病的遗传易感性,刚才也讲了一些预防的一些办法,那么对于非传染病,癌症、高血压、心脑血管病,如果真正的易感基因,就如同元素周期表一样。携带哪些基因的组合,会产生什么的症状,哪些基因的组合,不会产生什么样的症状,有可能搞清楚,同样的道理,跟单基因病一样,一个受精卵经过检测,携带30个突变,跟糖尿病有关的多少个突变,这样DNA检测技术就会迅速问世,由医院的顾客来决定是否做相关检测。如果一旦孩子生出来了,就做不到了。

刘文军:

我是做传染病的,今天听了以后感受很深,特别是关于传染病的易感性,其实我觉得遗传因素很重要,其他的因素也非常的重要,比如说最简单的因素,流感病毒,还有SARS病毒,它不是对这个疾病很易感,是机体的免疫系统太强大,造成了很强烈的人的反应,这是一种案例。还有一种案例,要考虑机体本身的天然免疫,我们考虑更多的是多个基因很多很多作用,但是多个基因跟天然免疫的相关性有多大的关系,包括冲突在什么地方,其实这些问题都是传染病易感性研究的主要的、新的思考方面。

第二个,多基因,你要说20个基因,10个基因,太多了,变量太大了,X太多了,这个时候很难下出一个结论,在传染病易感研究方面,我想大家考虑的是病原的进化,不同的病原对于不同的人群,反应是不一样的,包括SARS也是一个很明显的例子,它的易感人群不是老年人,就是青年人。同时传染病的问题还

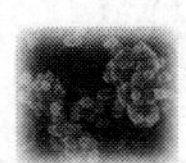

要考虑受体的变化,有些人受体可能表现不一样,可能还有很多的宿主因子;等等。我觉得变得越来越复杂。

关于传染病易感性问题,搞清楚之后,要怎么办?我觉得治疗传染病最好的方法就是做预防,药物的问题太复杂,要找药物靶点太困难,像流感病毒,这么简单的一个病毒,多少人在做这个事情,就是整不明白,因为病原的变异非常明显,它非常的复杂,所以我觉得最好的方法就是注射传染病疫苗,易感人群就是提前打疫苗,遗传病的易感人群,比如说有高血压、糖尿病、肿瘤,就是要早期的定期检查,包括子宫癌、乳腺癌要定期检查,这样就可以达到一个很好的预防目的。

翁小满:

麻风抗体没有保护性,至今麻风病没有找到一个有效的抗体,能够预测麻风的发生,感染的人群比较高,但是发病的很低。如果说我们的基因,用基因去预测风险,基因越多越复杂。

我愿意贡献一个很好的例子,我在国内最高的流行区做了将近10年的工作,最近本来是做麻风菌的基因分析,研究麻风的传染源,这跟我们的张教授说的一样,30%是高发区。由于高发区的聚集,使这个县所以感染的是一个群种,一个传染源。我们保存了这些标本、皮肤的标本,血清的标本等,我们也在这个地区做了预防治疗,但怎么阻断麻风传播,怎么降低麻风的发病率,特别是考虑地域的差异这是需要研究的问题。

从免疫学来说,麻风免疫很重要,但是怎么阻止麻风的传播?像我们刚才提到的干预预防治疗,靠什么指标给这个人群做预防治疗?我们做的这两个村及周围的人,都是一个传染源,它的血清感染率很高,还有就是麻风的免疫非常之复杂,多菌型、少菌型的分析,在研究上,在杂志上逐一否定。因为很多少菌型的病人仍然有对T噬细胞的反应,所以很多的麻风的内行专家提出,多菌型和少菌型的分析研究,不适合研究。这次WHO组织提出了分类,我觉得今天大家肯定还有很精彩的发言,我很感谢给我们麻风的防治提出很宝贵的意见,但是最后都应落实到怎么用易感基因来控制疾病,这条路很漫长。

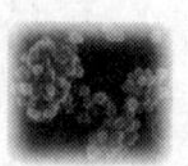

韩金祥：

刚才听了大家的高见，我一直思考一个问题，今天的主题是传染病易感性，我觉得本质还是易感性，我们解决的问题是易感性，就是我们这个人对外部条件的一个可能发生的问题。所以，不一定非得强调是细菌是病毒，是什么原因。我一直理解现在我们用 GWAS 做实验，我们拿的这个标本恐怕都是发病的，他发病，麻风杆菌可能是首要的，可是像刚才张教授提的，其他的因素很可能都在这里面，所以最后我们得出来的结果是，这个人发这种疾病的可能性有多大和哪几个疾病有关系。所以，我觉得张教授刚才问的问题非常重要，这里面麻风杆菌占多大的比例？今天特意请了中医的专家发表高见，我觉得可以从总体上发表高见，我们拿到的标本是发病，而它的发病不一定是麻风杆菌直接影响的，肯定还有其他因素的影响，我们怎么分析这个问题。我觉得这个是非常有意思的，张教授是麻风研究的前辈，我想问一下张教授您怎么看这个问题，理解这个问题。

张国成：

科学家们用科学的方法，发现了很多的现象，解释了很多问题，怎么结合病例发病的过程、病理学、微生物学，包括个体的差异，解释这个现象，解释这个方面的问题，下面可以讨论，下一步我们进一步探讨，需要哪些方面需要进一步的研究。科学家一方面发现问题，一方面回答问题，解说问题，这个问题出来以后，各方面的专家结合起来，综合考虑。

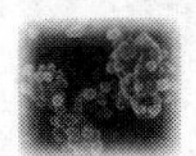

会议时间

2010 年 9 月 17 日

会议主题

传染病的遗传易感性

会议地点

山东泰山

主持人

张福仁

张福仁：

各位专家下午好，我们继续上午的话题，围绕两个主题：一是微生物与宿主的相互作用，二是中医药防治传染病的机制。

专题三　微生物与宿主的相互作用

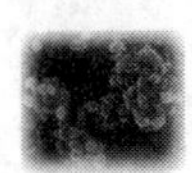

病毒与宿主的相互作用

◎刘文军

上午讨论得很热烈,其实今天也学了很多关于麻风病方面的知识,下面我想跟大家分享一下我们对于病原与宿主相互作用的一些理解和我们做的一些工作,其实这张幻灯片(图略),比较简单,但说出了病原体与宿主相互作用可能的几个方向,一个是宿主对病原有一个抵抗力,还有一个是病原与宿主能够建立非常好的关系,这个稳定关系建立以后就造成了病原的进化。

按照宿主分类分为四类:第一类稳定感染宿主,宿主可以接受感染,病原可以复制,然后可以康复的;第二类是我们认为宿主具有多样性,我们叫做多样的宿主,不是所有的病原都是多样宿主,流感非常的典型,因为流感宿主的范围非常的广泛,包括天上飞的,地上跑的,水中游的等;第三类是终止宿主,宿主死亡。SARS 感染人类之后,人类就死亡了,宿主就没有机会让病原进一步繁殖和进化;第四类是不易感宿主,不等于不被感染,可能是感染之后,机体马上把它清除了,所以我们从这个角度来探讨可能的易感性。

据推测,机体类似于有几道防火墙,第一道是内源性或者是叫遗传的易感性也好,遗传的相关因素也好,能够抵御一部分病原的进入;另外一道防火墙,我们认为是天然免疫,这道防火墙就可以阻挡另外一部分病原对机体的侵害,机体的最后一道防线或者免疫,就是机体的免疫系统。

我们从病原学的角度来认识感染的易感性问题。比如说,病毒的感染和防疫就像平衡一样,一旦平衡建立就会稳定了,如果一个高或一个低了,一个是感染的建立,一个是感染的不会发生。我们总是讲,先发生的可能决定不发生的,一旦感染以后,可能机体会有几道防御体系,第一道防御体系,物理、化学还有机体固有的防御体系,这些防御体系里面是不是包括机体的遗传因素,我觉得我从另外的角度来考虑的;第二道防御体系是单个细胞的固有防御体系,包括

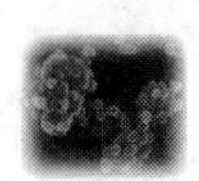

细胞因子、干扰素，还有细胞凋亡；再一道防御体系有些蛋白质，我们叫做宿主因子，可以干扰病原的早期复制；最后一道防御体系，也就是防火墙的最后一道防线，即机体的免疫系统，淋巴细胞，一个是通过抗体进行清除，再有一个细胞毒T淋巴细胞通过体细胞的杀伤作用，最后能够把病原清除掉。

具体说到天然免疫系统，它包括四个方面的内容，一个是细胞因子，在整个的感染建立过程当中，它起到的作用是双刃剑，有些细胞因子，能够促进炎症的发生；第二是抗炎因子的存在，能够抑制炎症因子的活性；第三是趋化因子，趋化因子可以调节免疫系统。除此之外，干扰素，是一个研究得非常早、比较清晰的抗病毒的屏障；第四是细胞凋亡，感染一旦建立，宿主有自己的防御体系，一个是经过程序死亡，另外一个是凋亡，凋亡以后，病毒在宿主环境内不能进一步的复制，所以也就终止了。再一个是现在研究的热点，miRNA，可以抑制病毒的复制。

机体的感染的建立，实际上就是为了逃逸这四个方面，一旦这四个逃逸成功，我们不管叫它免疫逃逸也好，还是叫它非特异性的免疫逃逸也好，感染就会建立，这是我们从病毒学的考虑因素，干扰素是机体抗病毒最关键的屏障，因为干扰素和整个生物进化基本上是伴同的，不管是什么动物几乎都存在干扰素，因为进化过程当中它的存在，机体就可以抵御外来物种的侵害。在座的很多人也可能非常了解，其原因一个是干扰素，干扰病毒复制；第二，干扰素本身就是一个非特异性的广谱性蛋白质，同时它能够诱导很多抗病毒的基因或者是免疫增强的基因，这样的话，能够阻止病原在体内的感染过程。

整个机体免疫过程当中，干扰素起着非常重要的防火墙的作用。这样就给我们提出几个问题；第一，宿主如何识别病毒。病毒可以识别宿主，通过特异性的受体，这种受体可能部分决定了跨种间感染的问题；第二，识别和防御如何协调，识别了以后，防御系统能不能把细菌清除掉。这是一个平衡的问题；第三，细胞因子，包括干扰素类的这些物质，如何从一个天然免疫系统调节到获得性免疫系统，如何相互作用。从方方面面来讲，天然免疫和免疫学现在发展地非常快，大家也有很好的认识；有了这些认识之后，我们研究了流感，跨种间感染是如何建立的。

我们的对于流感病毒的认识，可能都非常的清楚，特别是最近甲流的爆发，

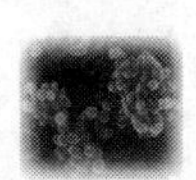

还有前一段 H5N1 流感的爆发,实际上流感病毒是一个非常好的模式,它有 8 个片断,我们总是把这 8 个片断叫做 8 个染色体,不同的病毒在同一个宿主内可以互换。从变化上来讲这个病毒非常有意思,流感病毒本身是一种非常古老的病毒,但是它的起源不是特别的清晰。还有最早的 C 型流感病毒,是 A 型流感病毒即甲流病毒的起源,正是由于这三种病毒可能合并出的 A 型流感病毒,现在来讲还是不断的进化。

从进化上来讲,我们可以看到,源头不清楚,不管是结核(TB)也好,麻风杆菌也好,起源也不是很清楚。从进化上可以看到,呈现多样性,一个是病原本身有 8 个片断,相当于 8 个染色体,可以互换,第二个因素,它能够造成大量流行,包括后不同人种、不同地区,甚至不同动物,它的进化范围、进化速度非常快,从这个方面来讲,我们认为流感、禽流感也是人类的流感的源泉。

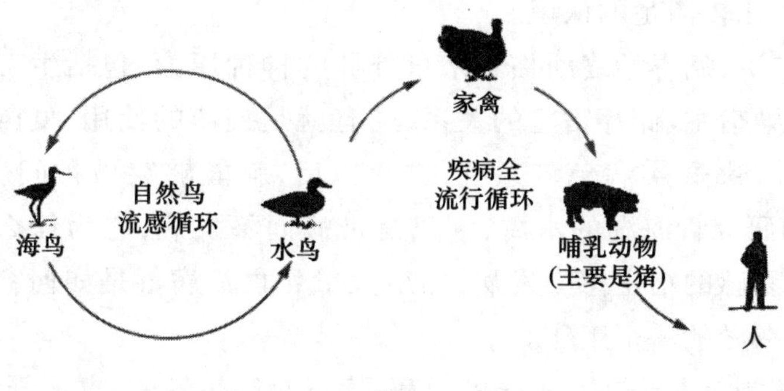

图 1

我们为什么喜欢做这个工作,因为这是包括一个流感的跨种间的生态链。从这图 1 我们可以看到,水禽类作为流感病毒的自然储存系统,按照遗传学的研究,它只是储存病毒,一般对它不会造成损伤,只是带毒而已,当然还有另外一个有意思的是,我们叫混合器,真正的易感宿主是人和家禽。如果研究易感性,我们知道人类和家禽对于流感的感染非常的敏感,猪呢?它可以储存从人源来的流感,也可以储存从禽来源的流感,它只是很轻微,从来没有听说过对猪造成过巨大的损伤,水禽类更是如此,它只是一个储存宿主,它只带毒不发病,这让我们觉得做这项工作非常的有意思。

病毒的生态链,从一个天然储存宿主到中间过渡宿主,到中间的易感宿主,我们研究的思考方式基本上首先是研究生态环境的变化，不同宿主对流感病毒的接纳能力不一样；另外，可以研究感染宿主和自然宿主之间的相互关系，遗传背景上的关系。同时感染一个亚型，比如感染 H5N1，感染家禽，感染水禽，看看它的转录宿主是什么样子，因为基因组学已经非常清晰了，我们很快就可以把这个工作调出来。

第二，因为我们知道病毒可以识别宿主，通过特异性的受体来识别，如果宿主本身没有受体，他是不可能被感染的；我们刚才提到了机体的天然免疫，或者叫单个细胞的固有免疫系统，除了存在干扰素之外，还有一些蛋白质，可能能够参与病毒的复制，或者是能够抵御病毒的复制。根据这个思路，从宏观角度来讲，认识感染宿主和自然宿主遗传上的差异，还有它们之间可能的其他因素，包括病毒进化对这两个宿主的影响和细胞因子，建立非常好的模型，这样有利于对病毒有一个比较清楚的认识。

从进化来讲，病毒始终面临着来自外界的种种压力，包括生态环境本身对它的影响，感染宿主、储存宿主的关系，还有就是疫苗的使用，疫苗的使用逼迫病毒进行变异，逃逸疾病免疫系统，进化以后，就能够突破种间屏障，比如说 2005 年，我们研究青海湖的水禽，它只是带病而不发病，它为什么会造成感染发病，造成不易感的宿主感染发病，然后大量死亡？病毒是如何突破种间屏障的，这是我们在做的一个工作。

病毒的复制是一个非常复杂的过程，病毒是寄生性的，离不开细胞，需要与细胞的蛋白质发生相互作用，甚至说利用细胞的 RNA 系统或者是转录系统进行病毒的复制和转录。所以，我们研究工作就是研究病毒与宿主蛋白相互作用，这种作用，有的是正面的，有的是负面的。我们可以找到一些相关的蛋白，能够和流感病毒的结构蛋白和 RNP 参与复制的蛋白发生作用，然后影响病毒复制的。

另外，鸟类、猪和人都存在着流感病毒感染的受体，但是各种动物对流感病毒的易感性不一样，是不是也和宿主因子有关系，上午提到了很多的基因，不管是结核(TB)还是麻风，我想流感也面临同样的问题，而且不是所有人群对它都非常敏感，我觉得欧洲人对于流感的恐慌性比我们亚洲人不知道要高多少倍，比如西班牙大流感造成大量的死亡，这是第一点；第二点，每年大流感来临之前

都有预测，总是提到易感人群，20%的易感人群，比如说全世界60亿人，20%的人可能会感染，20%的易感人群当中，又有多少人会死亡，好多问题都可以去思考。

再有一点，我们等于是做了一个新工作，大家偏向于病毒的进化，偏向于受体的研究，我们的工作主要是看宿主因子如何限制病毒的复制，因为我们知道，对一个是病原来讲，比如流感病毒感染，一般情况下，它偏向于呼吸道上皮，或者是消化道，如果造成强突以后，对全身的组织都非常的易感，比如H5N1会造成全身的出血，这是一个特点。这就是研究宿主参与的非常非常的多，是一方面的工作。

另外一方面，我们想通过分子学来搞清楚这个通路，不管是限制性因子，还是能够帮助病毒的因子，是如何能够调节病毒复制的过程的。研究这些工作的目的，也是为了能够了解种属的特异性，种属的限制性因子，为药物设计、特别是在农业领域抗病育种的问题，其实很多的传染病都是从动物来的，怎样从动物源头的角度，怎样做品种的改良，或者是能筛出一些更加好的有抗病基因的体系。如果在源头上能找到很好的抗病基因的体系，我们就不担心流感的问题，把易感的动物都给它杀掉，当然这只是一个想法，我们的工作基本上围绕这方面做事情，我们基本的工作更偏向于做机体，做生物化学、分子生物学，蛋白与蛋白的相互作用，从这个角度认识早期感染的过程，大家都差不多，病原体，感染早期，变化都差不多的，有时候只不过是有些基因是比较有特异性的。

刘建军：

如果真拿人的病原体去感染天然的野禽，也不会造成病变，能够感染但没有什么反应？

刘文军：

如果人感染了水禽病毒也发病，因为最早的H5N1病毒，是从水禽传染给家禽，然后从家禽传染给人，一般来讲，如果把人的HIN1给猪打上，一般情况下猪不发病。感染的建立还有一个条件，就是感染的量要足够的大，很多人不

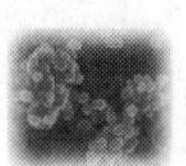

容易得HIV，是因为量不够大，如果剂量非常非常大，可能会感染，感染和防御是一个平衡，一旦平衡没有了就会感染了。

陈哲宇：

听了大家的报告收获很大，有几个问题，我想向大家请教一下。

一个是做传染病的易感性也好，易发性也好，随着技术手段的突破，利用GWAS，还有外显子测序之后，会发现找到的基因越来越多，麻风能找到7个，不排除以后越找越多，现在的问题有可能变成了不是找不到，而是太多了。怎么评价那么多易感基因，来控制机体对宿主的易感性？找到的这些易感基因中，权重是多少？哪些是最重的？或者是存不存在两个基因是一个功能，少一个不行？随着科学的发展，越来越发现传染病不像单基因病那么简单了，它是一个网络，怎么认识？

上午也提到，外显子的测序和GWAS，现在状态下互补的，存在的主要问题可能是，用GWAS做的，很可能找到许多内含子致变的基因，怎么来认识这个问题，如果找到内含子的致变基因，这是我提的第一个问题。

第二，我是做功能研究的，上午也提到，做功能研究的人找到很多基因，我们感觉这个很重要，比如，福仁所长说找到7个麻风易感。我们能不能在一个小鼠中，把这些基因敲掉，使小鼠接种了麻风病毒就感染麻风了，有没有这种办法，或者说一种动物很容易感染这种疾病，有一个关键基因，过表达一下，就给它保护了。我们在找基因，下一个阶段，找功能基因组，我觉得传染病的动物模型的建立，还是很重要的。各位专家有什么高见？

第三，我在考虑，我们找到了很多遗传病的易感性基因，可能有很多共性的东西，麻风病找到的易感基因跟克隆氏病有很多相同的地方，但是为什么两者从临床表现来说完全不一样，这里当然有一方面有病原的问题。病原不一样，但是不是还有其它的可能性，来决定宿主受到微生物侵袭之后，表现出千差万别的情况？可能有病原菌的亚型病的可能，这是外因，内因上有没有什么值得我们考虑的？

更实际的意义，机体感染了疾病，不发病有很多原因，有可能是免疫力强大，把入侵的病原杀死了；有可能免疫很弱，携带也没有问题。对于同样的一个

微生物来感染机体，造成的不同症状的表现，大家有没有什么新的认识？我就提三个问题。

张福仁：

陈教授从共性的东西，提了这样几个问题，有些问题咱们分别从不同的角度做一些回应吧，说不上解答。第一个问题，现在找到7个麻风病基因，以后可能会找到更多，哪些起主要作用，哪些不起作用？现在对GWAS的研究，好多人就提出，病例和对照组的差别，某一个SNP有何差别？对下一步的研究呢，可能这个方向进一步把基因表型，现在某一个的P值现在是有显著的差异，有些基因的功能是已知的，有些是不知道的。两年之前，单基因病已经定位基因了，能够从这个基因里发现新的突变，还是可以发一篇文章的；一年之前，如果你发现一个突变，没有什么意义，仅是一个突变，找不到什么表型，也可以发一篇文章；最近两三个月，找到一个突变如果和表型没有关系，就难以发表论文。

会有越来越多的复杂性疾病，会有越来越多的易感基因被发现，这些易感基因可能跟临床表型不一样。麻风的临床表现差异非常的大，一定有不同的易感基因，我们现在做的这个结果，刚才上午也讲了，有一些基因是多菌型的，相关性非常强，少菌型相关性就稍微差一些。还有一个基因只和多菌型相关，和少菌型不相关。找到一些跟表型相关的易感基因，表型相关的易感性，可能是今后研究的一个方向。另外，内含子往往不编码，功能上可能对某些基因的表达起辅助作用。

刚才是7个基因的表达情况，还有克隆病与麻风病的关系，刘建军博士正在做这些事情，他有好些的想法，下面请刘博士解释一下。

刘建军：

我解释一下，目前大部分的GWAS的结果只是把一个关联的图作为一个区域，我们过去叫LD。LD往往都比较大，如果一个LD只有一个基因就比较好了，这个基因可能就是易感基因，但在很多情况下，一个LD有好几个基因，这个时候来判断哪一个是易感基因就比较困难了。所以现在我们希望通过测序

把真正的致病变异确定下来。可分为两步:先在小鼠中把这个基因敲除掉,通过整个基因的功能方式来理解,但这只是完成一步。在人体中确定的变异到底产生什么样的变化,跟完全敲除到底发生什么变化,这又是一个层次,这个比较难,比如说把小鼠的基因敲掉,把人的带有突变的基因转进去,你在看这个过程是一个什么样的过程,一步步的做,我觉得这是一个时间的问题。

还有过去很多人讨论,GWAS 只有基因功能没有生物学功能。我认为做 GWAS 的,大部分接受的是遗传学的训练,如果让研究人类遗传学的人去做功能研究是强人所难了,应该与做生物学研究的人合作去做功能研究。

做模型的问题。人和任何一种动物都有本质不同的地方,能做出来相关性的,当然好。有时候做不出来也不能完全否定它,动物模型有它的局限性。

我们讲同样一个基因,造成同样一个突变,我想把这个问题给大家澄清一下,这 7 个基因里头,有 4 个基因现在知道,在克隆病也是有同样的位点,这个重叠也只在基因水平,但是今天我们确实还不知道,是不是同样的变异编码序列。很有可能不是同样一个变异,只是同样一个基因,不同的突变,造成了不同的疾病,这个本身也是非常有意思的。一个基因有不同的突变,为什么会产生不同的疾病,不仅如此,因为在自身免疫疾病方面,好多基因都是这样,从银屑病到系统性红斑狼疮,太多了。

比如 HLA(人类白细胞抗原),我做了这么多,包括肿瘤、自身免疫、感染,都与 HLA 有关,其意义何在尚不完全明了。大家知道对于自身免疫性疾病的易感基因是否都与免疫有关,我们并不清楚,GWAS 确实是万里长征的第一步,还有很多的工作要,我们做麻风和克隆病,有很多不同的思路,我们现在发现了很多更有趣的现象。同样一个基因,我们做了一个联合分析,把麻风的 GWA 数据和克隆的 GWAS 数据合并分析,我们提出两个问题,第一个就是把它作为一个表型,只要找到位点,肯定是两种病共有的,我们现在可以找到。我们做了另外一个更有趣的假设:同一个基因具有相反的功能。当一个变异增加感染易感性的时候,感染诱发了炎症反应,造成了炎症。这一个概念是比较清晰的,那么相反的方向呢? 我们当时想的有点大,其实从进化上讲,一个强烈的免疫反应对感染的控制是有益的,但同时一个很强的特别是自身免疫所诱发的免疫反应可能反过来造成机体的炎症损伤。我们假设,是不是对感染抵抗力强,反而

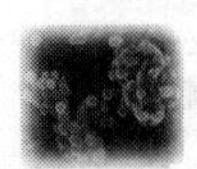

造成了机体对炎症反应易感？我们分析一下麻风病在全球的分布情况：欧洲的麻风早已消失，而在印度和中国麻风仍在流行，这是一个很有趣的现象。凡是感染高的人群，一般炎症反应比较弱。中国麻风感染高，但炎症反应低；而欧洲恰好相反。是不是有选择过程？我们现在再做，如果能做出来，是非常有意义的。种群中的某种选择会造成所谓的种群进化，我们在做。这就是说传染病为什么是一个非常好的遗传学研究模型，也是研究进化的很好的模型。

感染与退行性疾病：蛋白质构象改变在发病机制中的作用

◎王　斌

今天早上大家有很多的互动，我也收获了很多非常好的灵感跟火花，我认为感染和退行性疾病，要重视蛋白质构象改变在发病机制中的作用。

我大概总结了一下，我们说所谓的疾病的机制，从个体和细胞，到组织器官发育、生长衰老、免疫等过程产生紊乱，都可以对个体产生疾病，我把这种疾病分成两大类，一类是由于外来因子入侵，感染性因子造成疾病；再一个就是自身的问题。我们从基因水平来看，一种疾病的发病机制，一个是基因改变导致蛋白质的结构改变，还有一个是基因表达时和表达水平的改变，包括易感性。我们现在看到，有关易感性的研究涉及很多方面，包括肿瘤、糖尿病，多年来得到很多的结果，但给人一种困惑，你做了很多的东西，但是没有非常令人信服的分子证据，我们在疾病的判断上跟当年疾病的诊断标准不好一一吻合，包括张教授他们做的疾病易感性。我认为今天早上刘教授讲的，对筛选高危人群非常有用，但是我们能不能把它看成一个非常危险，非常高度易感的人群，我觉得还是有区别的，带有易感基因不等于说这个人是易感个体，我觉得这跟感染性的关系不明确，并且跟感染性疾病的致病机制也不一样。

刚才讲到的结核也好，麻风杆菌也好，都是胞内寄生，有一些是感染直接造成损伤组织细胞，比如说呼吸道病毒直接损伤上皮细胞，这些病毒往往是致病机制比较的清晰，有些病毒细菌改变宿主的基因表达水平，造成疾病改变，比如HSV（疱疹病毒），HCMV（人巨细胞病毒）等很多，直接会把机体细胞内在的某些调节机制改变了，创造它自己生活的环境。

另外，可能会改变宿主的蛋白质结构，产生结果类似的蛋白质，就是分子模拟，很多会产生免疫病理的改变，HBV 就是这样。

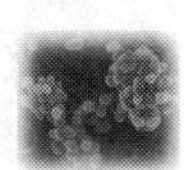

还有一些直接改变宿主的基因结构，造成宿主基因的表达改变。我们知道HPV，传染因子自身的基因表达，造成机体的损伤或免疫病理的改变。如果只从基因的角度看待某些问题不全面，实际上蛋白是所有生物活动的执行者，如果仅仅从基因组或者表达水平上来研究致病机制，是不能够涉及蛋白这个高级结构的，所以我在这里呼吁，要重视传染病致病机制中蛋白质高级结构的改变，这种高级结构不是指一级结构，一级结构直接可以从基因上测出来，也可以从蛋白结构上测出来。

我们看后基因组时代，基因测序已经不是一个问题，只是一个工厂化的流程程序的问题。实际上一个蛋白的表达，决定一个物种的性状或者是功能的主体。随着人的衰老，产生的很多疾病都是退行性的，糖尿病、老年痴呆、帕金森病等，包括很多长期跟我们人体相互作用的微生物，都会造成退行性疾病的改变。退行性疾病改变的原因很复杂，有基因组水平的变化，也有蛋白表达水平的变化，也有转录组水平的变化，我们多年来没有看到很多讨论蛋白构象的文章，只是有一些朊病毒的东西。蛋白质构象病不是指一级结构的改变，而是指蛋白的折叠发生了改变。

关于构象方面有一个病例，有一种疯牛病，是从正常的蛋白构象到异常的蛋白构象。疯牛病是一个非常的特别的东西，因为它的蛋白构象改变是一个极端的蛋白构象改变，而我们在实验室，大家都做过基因工程，你拿一个基因放到系统里面表达的时候，往往得不到正确的蛋白构象，但是在这个过程中，蛋白构象从一个构象到另外一个构象的改变，可以呈现多种形式，不同的水平。

所以我们现在不能仅仅拿朊病毒来做例子，朊病毒是一个极端的例子，大多数跟朊病毒相关的疾病是神经系统的，退行性的改变。现在我们看疯牛病，是 α 螺旋体结构向 β 片层结构的转变，很清楚这是两个构象之间的互换，问题是怎么样进行感染，可以在组织里怎么形成退行性改变。

蛋白构象的检测，第一种方法是对蛋白晶体进行 X 线衍射，对于很多的单位来说，不可能的；第二种是二维、多维核磁共振技术，检测溶液状态下较小的蛋白质，但是它有一个要求，溶液里只有一种蛋白，如果有第二种蛋白，就会干扰，这也不行；第三种是圆二色光谱，这个是是用得比较多的，也是用于稀溶液，但是这也有一个特点，也不能有杂蛋白，一点杂蛋白也不能有，如果有杂蛋白，

这两条光线的偏振会发生漂移，马上就检测不到。

实际上一个蛋白质的结构，不仅仅取决于一级结构，主要的还是取决于高级结构，蛋白质的高级结构有很多，二级结构、超二级结构、结构域、三级结构、四级结构、亚基等，这么多的二级结构跟蛋白质的功能密切相关。我个人看，传染性疾病也好，衰老造成的退行性改变也好，都应该跟蛋白质构象有一定关系。

高级结构的形成有严格的环境条件要求，多肽链的折叠具有自发性，并且能够在环境中总是采取低自由能的构象状态，这个是蛋白构象的基础，但是我们现在在实验室看到的，往往拿不到中意的蛋白构象。或者说是在临床上，有的时候胰岛素已经足够高，但是还会出现胰岛素抵抗，我认为可能有一部分胰岛素的构象出现问题了。虽然检测没有问题，水平没有问题，但是蛋白的功能有问题。我觉得部分传染病的致病可能机制，我们还是要证实是蛋白构象的改变，现在我们期待研究手段的突破。我们实验室有一个小组，从真核到圆核发现了构象的问题，实际上真核的内环境，对维持蛋白构象非常重要，而这个环境的任何改变都会有影响到蛋白构象，就会影响到功能，功能的微量的积累，就会发生从量到质的改变。胞内寄生传染性因子都可能会干扰蛋白质的表达及后加工，从而影响蛋白质的构象折叠，这个过程缓慢发生，具有累积效应，具有退行性疾病的特征，如果从这个角度入手的话，可能将来会跟临床服务更紧密一些。

因此，我认为构象病概念的建立，不要仅仅从朊病毒，疯牛病的角度看构象病，而是对从所有的疾病，都要看看有没有构象病这一方面的因素。

张福仁：

王斌教授从另一个角度，谈了一下微生物与生物宿主的相互作用。大家有什么问题？

宋现让：

我有一个问题，糖尿病引起的因素一方面是胰岛素分泌减少，再一个是胰岛素抵抗。您认为是蛋白质构象发生改变，有没有证据。

王　斌：

有一些这方面的文章，国际上最近几年刚刚有这类的文章，退行性疾病的改变，跟蛋白质的功能变化有关系，现在很多事情，我们很难找到，从量变到质变的节点，很多通过人群调查找到80%、90%、95%的点，然后拿这个来判断，但是会因为个体的不同出现偏差。

宋现让：

是不是难度主要是因为现在的检测方法，我们没法通过一个比较认可的，比较量化的手段去看到直接的证据。

王　斌：

我觉得各方面研究最大的技术障碍就是它的检测手段。这也可能很快会有突破，为什么这样说？因为近两年，关于用免疫学方法，通过单一抗体，识别特定结构域的方法来识别一个蛋白质的高级结构，已经有一点点的突破，但是我们现在看到，不像基因检测一样这么简单，它是很复杂的，我们很多抗体，一个蛋白质的决定谱，大约9～11个氨基酸，这11个氨基酸要有构成一定的空间构型，才具有抗原刺激作用。若要纯化蛋白，就要有一个非常纯的液体，只有一个蛋白，这个就把大家都限制死了。

韩金祥：

我觉得“构象变换”改变成“功能变换”可能比较容易接受，很容易理解，为什么退行性以后，构象会变换呢？是什么原因造成的呢？

王　斌：

通过看资料，我个人认为，一个真核基因放在一个原核系统里，很多都是不可能的，然后放到酵母里面表达，有很多，虽然可能，但是功能不行。对不对？

韩金祥：

换了表达系统，本身就说明它们两个的遗传性是不一样的。

王　斌：

我自己理解是表达了之后，蛋白的加工折叠环境改变了造成的，理论上说不是表达系统有问题，而是……

韩金祥：

你说的这个系统里所有的环境变化，包括高等动物，归根结底在基因这个层面有可能发生变化，造成了环境的变化……

王　斌：

我认为，如果是基因层面的改变，反而简单了，关键不是基因层面的改变。有的是在基因层面上没有问题，但是在蛋白折叠的内环境里出现了问题。

韩金祥：

内环境为什么改变了？

王　斌：

因为是细胞的衰老过程。

韩金祥：

是什么让它衰老的？

王　斌：

比如说在高尔基体的成熟过程中，比如说某一个可能很微小的东西，都会影响蛋白质构象的改变。

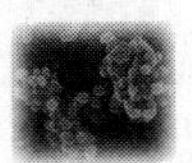

韩金祥：

因为是退行性。所谓退行性，是因为机体自身的生命过程当中的一些缺点，而不是外界的因素造成的……就像刚才刘教授讲的，是一些病毒，还是细菌退行性的蛋白构象变化的原因，我琢磨琢磨还是找到基因上去。

王　斌：

胞内寄生的病原微生物会造成细胞的过负荷，在过负荷的情况下，会造成细胞的退行性改变。进入细胞的病原体对细胞来说是额外负担，会促使细胞向退行性、老化的方向改变。这个过程中，蛋白成熟的内环境和新型细胞已经不一样了，蛋白的构象变化会体现出来，我们不能老举朊病毒做例子，朊病毒太低端了，我们看蛋白构象的改变，它有不同的级别，有累积效应，要看到这一点。

麻风分枝杆菌与宿主的相互作用

◎翁小满

麻风病是由细胞内寄生的麻风分枝杆菌引起的一种慢性传染病，主要侵犯皮肤、上呼吸道粘膜和周围神经。麻风菌是一种古老而独特的细菌，它侵犯的靶细胞主要为单核—巨噬细胞、外周神经的雪旺氏细胞(SC)。损伤外周神经是麻风菌独特的嗜神经性表现，常导致患者神经损伤、残疾。它为全球非创伤性外周神经病变首要杀手，已成为流行国家的公共卫生问题。

麻风菌生物学与基因组学特征：麻风菌生长缓慢，世代周期 11 ~ 13 天；最适生长温度低于 36℃。体外培养不成功，而小鼠足垫接种后仅缓慢生长。这些可能均与麻风病潜伏期长有关。2001 年英法两国科学家成功完成麻风菌的全基因组测序，不仅揭示了麻风菌这一古老细菌所具有神秘的生物学特征的基因学基础，而且对后基因组时代的研究奠定了基础。麻风菌与结核菌基因组特征比较。麻风菌的基因组长 3.3Mb，而结核菌 4.4Mb。麻风菌含有 1116 个假基因，不足 50% 的基因组可编码功能基因，而结核菌却高达 90%。依据开放阅读框架，麻风菌仅可能有 1604 个功能蛋白，而结核菌却有 3927 个编码蛋白基因。从多方面均显示麻风菌在进化上经历了退化，这是麻风菌基因组最显著的特征。基因组的退化或规模减少，影响致麻风杆菌重要的代谢途径，除导致麻风菌仅能在体内寄生，不能在体外培养外，与麻风菌生长缓慢、疾病潜伏期长有关。

但是 2010 年的最新研究提示：从假基因与非编码区可检测到 RNA(核糖核酸)。在麻风菌在侵犯巨噬细胞时，其转录水平变化。不同患者的表达水平不同，治疗后部分基因表达消失，提示来源于假基因与非编码区的 RNA 可能与胞内寄生或致病性有关。然而，有关麻风菌与宿主的相互作用并非完全清楚。由于对麻风病表现型与麻风菌的全基因组之间的关联不清，有学者提出对各国

麻风菌株进行全基因组测序研究。

麻风菌的致病性：神经损伤机理是致病性研究重点。现已了解麻风菌结合与攻击外周神经的雪旺氏细胞的靶位分子是基层板层素结合蛋白（LBP），以及它与其他因子的相互作用。麻风菌存在大量无翻译活性的假基因，但为何却能保留一套很少的基因，以维持它在宿主细胞内持续生存也是关注的问题。为此，对细菌细胞压力的调节因子与编码蛋白酶的基因研究提供了相关信息。

麻风病的致病因素：影响麻风病的致病因素很多，如暴露于麻风菌的强度、是否接种 BCG（卡介苗）、机体对麻风菌的免疫应答，以及宿主对麻风菌的基因易感性等。这些均体现病原体—宿主—环境相互作用在致病的作用。如果以麻风菌特异性酚糖脂血清抗体阳性、或/和 PCR（聚合酶链式反应）检出鼻黏膜分泌物中有麻风菌为感染指标，发现流行区人群麻风菌感染率较高（<30%），但是仅有 0.1% ~1% 的感染人群发病。其次，麻风病家内接触者发病率显著高于普通人群，这些均体现遗传易感性在麻风病致病因素中的作用。宿主基因易感性已这证实不同的基因分别介入麻风菌致病的两步模式。

麻风病光谱分型的基础与麻风病免疫：机体对麻风菌免疫应答反应的不同，导致麻风病在临床上出现两个极型。一端是对麻风菌有较强的细胞介导的免疫反应，缺乏体液免疫的结核样型麻风（TT）；另一端是具有体液免疫，却缺乏细胞介导的免疫（CMI），甚至表现为特异性免疫无反应性的瘤型麻风（LL）。在抵抗麻风菌的免疫反应中，细胞免疫比体液免疫更为重要。TT 临床表现皮损数少，机体能限制细菌生长使组织内菌量低；而 LL 端缺乏对麻风菌介导的 CMI，细菌多、皮损数多甚至扩散全身。两极之间为免疫不稳定型（BT，BB，BL）。研究中常以结核样型（TT）代表具有抵抗型，而瘤型麻风（LL）为易感型。在先天免疫中，参与致病性与宿主抵抗的分子或因子，如先天免疫中模式识别受体（PRRs）的 TLRs、NOD 样受体（NLR），以及维生素 D 依赖的途径中的 VDR，以及参与继承性免疫的许多因子，如 IFN－g、IL－12、TNGa 等的多态性与麻风病易感相关。但目前主张从免疫通路或调节等机制上，研究麻风病基因易感性。

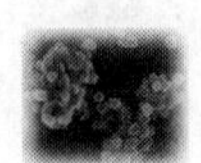

于振行：

一般意义上来讲，构象病很难理解。一级结构决定高级结构，这个假设并没有被推翻，那么构象其实是蛋白质的高级结构的一种……也可以理解成一种高级结构，它的变化，我觉得应该说微观意义导致的，而不是跟代谢异常有关系。代谢性的疾病怎么来的呢？结构决定功能，但是它的结构又是由一级结构决定的，一级结构怎么变？构象受微环境的影响变的，我认为应该是代谢发生异常导致细胞内的环境发生变化，继而导致蛋白质的构象发生变化，蛋白质的构象发生变化而导致功能发生变化，又因为功能跟构象有关系，是不是理解为代谢导致微环境的变化。当然代谢可能是细胞壁的物质变化，也可能是细胞膜通透性发生变化，导致它的微环境，比如说 pH 值或者是渗透压等影响它的构象，我觉得从这个角度理解可能更容易些。

王　斌：

一个是一级结构决定高级结构，一个是微环境造成构象的改变，这个没有问题，问题是什么造成微环境的改变，慢性的感染就可以造成微环境的改变，感染过程可以造成微环境的改变。另外，在病毒的感染过程当中，我研究疱疹病毒，疱疹病毒有很多伪基因，它的基因跟人的基因很相似，它进去之后，直接调节人的细胞的代谢，影响到蛋白的成熟，包括蛋白的高尔基体中的糖基化加工，很正常。代谢环境没有问题，我一点不怀疑，但什么能够引起细胞微环境的改变？一个细胞比较衰老，跟新生的细胞不一样了，代谢产物在里面堆积这是肯定的，微环境会改变，有一些会有累积效应，为什么构象病的改变都是退行性疾病呢？从疾病的整体表现，细胞发病的程度来说有累积效应，从分子水平来说也是逐步累积起来的，同时微生物这边也没有……我觉得很多微生物，有些是慢性致病性的，尤其是胞内寄生的微生物。当然这只是我的一个想法。

王绪敏：

一个蛋白的构象，也有其他的蛋白的作用，一个其他新的蛋白改变，也有许多其他蛋白的辅助。

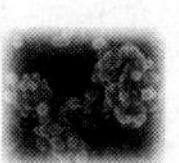

韩金祥：

如果是代谢性出现问题，包括蛋白都有问题。

王　斌：

大家做基因重组，我们知道，比如人的干扰素用酵母来表达，但它的效价不行，效价还是要比人的低，拿一个 α2 细胞表达，它的效价仍然没有人的高，尽管折叠各方面已经模拟得很好了，但是效价还是不行。一级结构没有问题，基因上没有问题，微小的内环境改变，会影响蛋白质构象的改变，进而影响蛋白质的功能，为什么效价不行，就是因为功能不行。

王绪敏：

上面讲到 GWAS 在临床上有什么作用，我有一个预测，在接下来的 10 年里面，首先能起到很好的预测疾病，改善人的生活质量的作用。退行性病变毕竟没有办法治疗，只能早期诊断，早期预防，这可能是蛋白的检测最有可能改善临床治疗的方面。

王绪敏：

针对刚才翁教授讲的麻风菌的问题，大家还有什么问题。

王　斌：

麻风的发病考虑病原体的人群载荷，就是 35:17，很多病毒在中国的人群载荷是高的，比如说 HCV，中国 18 岁以上的 100% 已经感染过了，但是在西方国家，发达国家 18 岁以上的成人感染的只有 50%，整个病毒的或者病原体的人群的载荷量不一样，这个是要考虑的。第二个，今天早上张国成教授讲了，我对用易感基因筛出来易感宿主，然后用化学方法来进行预防，有不同的看法，不要帮助了麻风杆菌的变异和进化。作为一种病原体，它实际上是一种异化的微生物，这种微生物存在在地球上 37 万年了，可以说是早就存在，是我们所有生物的祖先。现在的病原生物，实际上伴随着其他生物的进化，从其他的微生物异

化到我们人体内的特殊的微生物，这种特殊的微生物是经过长期的变异，跟人群的进化互动产生的。近30年来，我们看到的新的病原微生物，全部是自然宿主性的，没有办法切断它。像现在蜱的问题，在河南、山东都有死亡的病例，现在中国疾控中心病毒所说，出现疟原虫病毒，对于自然疫源性的东西，基本上没有切断。另外，为什么结核这两年卷土重来？进化了，长期受到药物压制，它是要进化的，是要累积基因的突变的，累积从量变到质变，出现一个新的变异株。所以，如果现在麻风杆菌本身感染率很低，我不主张对易感人群用药，对它用药可能会导致它的变异，帮助它进化。

刘建军：

从这个方面看，现在为什么重新讲测序麻风菌？可能有这个考虑，毕竟是20世纪80年代初做的，经过20多年了，有没有发生变异？有没有发生进化？也可能LM没有能力变，因为从目前来看，它不像结核，有非常大的变异存在，自然种群有很大的变异，我们用药物筛选有抵抗的麻风菌是否有变异，既然没有，就没有办法进化，这是不是只是因为当初存在的变异很少，一般的测序看不到，因为当时只是用很小的样本，将来做可能会做比较大的测序，比较多的种群性的为基础进行测序。

王　斌：

目前没有看到，一个是样本量的问题，第二个实际上还是有99.995%的一致性。所有的生物，不可能存在完全不进化的问题，肯定还是要进化的。跟TB比起来，麻风杆菌的环境好很多，这么多年没有疫苗的压制；第二，没有那么多抗它的药物；第三，它本身在人群中的感染，整体来说，要接触到压力的基础小很多。这些都是原因，另外，麻风本身为什么进化？时间还不够，压制它的时间不够长，如果长到100年，你会看到可能会有改变。从另一个角度看，像今天早上刘教授讲的，我们没有麻风疫苗，没有动物模型，这实际上是好事，如果有动物模型反而不好，跟现在的结构没有办法根治一样。

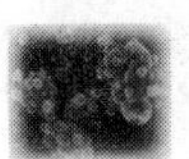

朱怀球：

我是做系统生物学的，但是学物理专业毕业的，我提供一个新的思路。刚才翁小满老师提到，麻风分支杆菌的基因组相对来它的基因数目，是一个衰退的趋势。从进化角度来说，我感觉就是一个致病的、进化的载体，因为对基因组来说，进化不仅仅包括变异、突变，也有可能重要的是基因的丢失，从某种程度上基因的丢失就是获得。在做基因组比较的时候，有可能提供麻风分枝杆菌。像这种病菌，这种致病机制的线索，是生物学研究应该关注的地方。

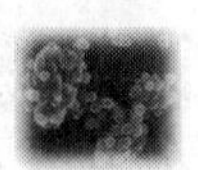

中医药防治与传染病的机制

◎王世军

我们几个来自中医药大学，都不是研究传染病的，有一些问题提醒大家，请大家关注。中医学防治传染病有非常悠久的历史，也有丰富的经验，大家都清楚，我国从有文字开始，就已经有了传染病的记载了，我们最成熟的中医药的专著就是《内经》，已经有了传染病怎么诊断，怎么分型，怎么治疗的介绍。可能在整个中国医学过程中，很大的精力都在与传染病做斗争，不光是传染病还有感染性疾病，在这两个方面进行斗争。这些历史记载的都很多，比如说东汉末年有5次大的疫病的流行，在这个时期就产生了中国医学史上一个里程碑式的杰作——张仲景的《伤寒杂病论》，这部著作基本上奠定了中医学治疗传染病的基础，包括感染性疾病怎么去治疗，它的传播是一个什么样的规律。

之后，宋元明有一个专门学派，文鼎学派，还有文医论等一些专门的论述，专门论述疫病，就是传染病，把当时普通的疾病和传染病加以区别，然后进行治疗。中医药防治传染病的效果，应该说还是很好，已经显示了它的一些很独特的优势，比如说在SARS的防治过程中，关于中西药结合治疗SARS的报道有很多，比单纯不是中西药结合治疗的效果好很多。再如甲流的治疗方案很多，卫生部的治疗方案，大家也都看到了，有中医的怎么防、怎么治、怎么分型。此外，病毒性肝炎的防治，中医也起了很大的作用。

我们说中医在防治传染病的过程中有突出的作用，特别是在中国，从整个我们中国文明史的角度来看，这个作用可能会更加的突出。中医防治传染病的机制是扶正祛邪。中医讲，“正气存内，邪不可干，邪之年冲，其气必虚”。正气存内，传染病就不容易得，一旦传染病得了，说明其气必虚，正气肯定有问题，关键是什么是正气，如果用现在的语言翻译，包容的内容比较多。

现在谈遗传易感性，有没有一个遗传非易感性？遗传易感性就比较特殊，

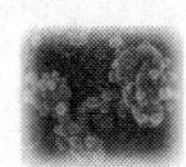

有特异性，非特异性，特异性的遗传易感性可能有相对特异性，对某一种属的，或者是跟肿瘤和其他疾病相关的。即使有遗传易感性，可能有一些，从临床的角度来讲，不一定跟疾病真正有特别关联。

其实心理因素和社会因素，它影响所有的疾病，包括我们一般的一些应激反应，会影响到所有的疾病，也包括传染病的发生和发展，所以要谈遗传易感性的问题。关于遗传非易感性，可能要研究遗传非易感性，还不是单纯遗传易感性的对立面，可能还要采取一些不同于遗传易感性的方法去探讨遗传非易感性的问题。

在中医的正气看来，很复杂，包含了很多，包括心理因素、社会因素、躯体的因素等很多的问题，可能是除病原本身特点的那些因素，都应该算是正气的内容，中医治疗，扶正祛邪，扶正就是想办法去扶我们现在所谈到的社会因素、心理因素、躯体因素，祛邪有很多的方法，发汗解表，发汗、清热、解毒、凉血、开窍，这都是中医祛邪的方法。中医认为的邪是异气，不能完全跟病原微生物划等号，可能还包括病原微生物，病原微生物产生的环境，或者存在的环境，或者类似的外界环境的诱因，这些都在中医“邪”的范畴里。

如果按照现代的医学观点去看中医的扶正和祛邪究竟产生了什么样的作用，不外乎两个方面，一个是针对病原微生物，这个也有报道，最典型的就是青篙素，这是国内外报告都非常好的药，从中医最早治疗疟疾而逐渐研究得来的。板蓝根现在也发现了体外抗流感病毒的作用，但是对于绝大多数中医治疗来讲，无论是扶正还是祛邪也好，可能针对的还是我们机体的自身的一些状态，这个也有很多的报道和研究。比如说调节免疫反应，增加干扰素的释放，调节某些免疫类型的改变等。除了这个之外，还可能包括改善患者的症状，或者调节某一个局部环境，或者是调节器官的状态。总得来讲，可能中医药作用的机制，并非是针对某一个作用环节的，不像现在的药物可能是针对某一个确定的环节，或者是联合用药，或者是确定的某一个环节或者几个环节，中医药可能针对好多环节。

刚刚听到微生物进化压力的问题，没有什么能够保持微生物自身在发育过程当中所形成的基因分布特征，基因类型的特征还存在，中医药治疗可能也存在它自己的优势，医学也应该有多样性，当我们面临比较大的医学问题的时候，可能要通过多种途径、多种方式、多个渠道，对传染病，包括传染病之外的其他疾病进行防治。

中医药在传染病的研究上,确确实实存在很大的问题,在好多方面,我们拿中药去做体外对抗病原微生物实验,包括细菌、微生物等,是不是在体内还有同样的效果?在动物身上做,在没有感染的情况下做实验,在感染的情况下是不是一样?在动物身上感染了某些病毒、某些细菌下做的研究,能不能应用到人身上?这里面有中药作用机制的问题,可能都需要我们做中医药研究的努力去做。我说这些,提醒大家关注中医药,关注中医药在防治传染病的作用。

王建明:

从2003年的SARS,到2010年的H5N1,中医、中药在抗击这些疾病的过程中也扮演了很重要的角色,卫生部制定了相应的中医中药预防和控制传染病的方案,另外也有报道说有很多积极的疗效。我们知道,从疗效证据的科学性来说,先是最基层的传统的经验,然后是单病例的研究,病例对照研究,再到RCT(随机对照试验)对照的临床实验,最后是循证医学。我想问一下,关于中医中药在防治这些传染病中的疗效,有多少是基于RCT,或者是循证医学证据的?

王世军:

最突出的RCT的报道就是来自于SARS,关于SARS的RCT的报道,已经有几篇,做的最多的是北京中医研究院的孟伟良教授,他报道了RCT的对比研究,包括单纯中药,中西药结合,还有不用西药之间的疗效对比。我刚才所说疗效的情况:死亡率的降低,并发症的减少,住院时间的减少,还有激素使用率的下降,都是他报道的。

韩金祥:

我看了中医与SARS的关系。SARS发生以后,中医发挥了很重要的作用,按研究来说,秋天还要大暴发,但是按中医的理论来预测,不可能暴发,结果真是没暴发。SARS的暴发时,中医解决了很大的问题。

我曾经看到中医的一些资料,它总结了中国历史上暴发的传染病都符合中医的理论,有五运六气,从立法的角度,从整个天体运转规律上确实都能推出

来。我们经历过的SARS,从历史上也有这方面的病例。

第二个问题,易感性的问题,今天我们讨论的是基因易感性的问题,如果从中医的角度来讲,是不是就是体质的问题?这个人处于一个什么样的状态,所以对这个东西是易感,对那个东西不易感。我觉得中医还是很有意思,我们应该把现代医学和中医结合起来,共同来研讨问题,可能对我们解决问题更好一些。

张福仁:

我想谈一个问题,刚才王教授提到,循证医学是西医发展起来的临床研究方法和评价标准,所谓的一级证据就是用随机的、前瞻的对照方法研究出的结果,是最可信的。二级证据,虽然是对照研究的,但是不随机,因为干预的措施、病例不一样,具有不可比性,比病例报告要好一些,这是西医的研究方法。

中医和西医研究的方法不一样,中医讲究辨证论治,如同地球上60亿个人,每一个人都不一样,不能把同样的方法用到另一个人身上,不能一个方子治100个人、1000个人,个体不一样。

王　斌:

我是学西医的,但也学过一点点中医。第一,中医的哲学观和思想方法跟西医完全不一样,它的大局观很强的,西医治病的时候用药,你就吃吧,我给你上疫苗,抗体上来不感染了就行。中医不是这样,为什么三天开一个方子?三天开一个方子,郎中在那里调节你,让你做自身对照,它是不断的调节,让你前后做自身对照,逐步的调整,我觉得用现代科学手段看待中医是错误的。

张福仁:

所以不能用RCT评价中医的疗效。

王世军:

但RCT确实是国家中医药管理局一直在使劲推,拼命推的临床研究方法,它要求所有的临床研究都必须采用 RCT 的方法，要求成方也必须这样，为什么这样？中医确确实实是一个个体化诊疗体系，它是一个特色，只强调个体化诊疗体系，现在好多人要谈，去要求中医做这些东西，不仅药要做，针灸也要做，所以现在针灸也是要做 RCT。

王世军：

如果把所有的中药研究成单体，比如说青篙素，完全按西医的办法来了，把所有的中药分解成一个个单体，全部纳入到西医体系，这就没有中医了。

王　斌：

我在 2001 年到瑞典的时候，瑞典把咱们的六味地黄丸，整个分析了一遍，发现了 3000 多个分子，如果分子一个一个拿出来就没有用了，所以他们就说这个东西不能用西医的方法。

韩金祥：

按西医标准研究中医是不对的。

王　斌：

提取方法也不一样。

韩金祥：

我确实相信中西医不能结合。

欧阳兵：

大家对中医这么感兴趣，我是很高兴。什么是中医，什么是西医，我觉得这个不用多说，我一直在听，一直在学习，我一直听得很认真。今天大家讲的都很深入，但是我觉得到目前为止，有一个方面，大家可能忽略了，今天的沙龙的主题是什么？主题是传染病的遗传易感性，但是绝大多数专家讨论的都是具体的

问题，最终多数人谈到基因上，基因能不能完全代表遗传易感性，肯定不能完全代表。

首先，我们的命题是遗传易感性，也就是说，这个科学假说是传染病具有遗传易感性，我们今天的目的是证实或者证明这个假说，至少在理论上，或者是学术理论上我们能够证实这个假说，并且能指导我们的临床，我们今天的沙龙就很有意义。但是我认为今天多数的讨论，都是在技术的层面上，没有提升到学术的层面上，这就是中医和西医看问题的不一样，首先我们看这个题目是实，还是伪，如果是伪，我就要找出证据来证明它是伪的；如果我认为这个假说是科学的，我就要从理论上或者是从一些思路上证明它，下一步在技术层面实验室的操作，这就是中医和西医看问题的区别。

专题四　传染病遗传易感基因研究技术及研究成果转化

张福仁：

我们有时候讨论问题，往往太注重技术上的事实，战略层面上注意得少一些。后面的是 GWAS(全基因关联研究)技术平台关于易感性研究的技术方法，这些技术方法最初的应用是非传染性疾病的研究，用于肿瘤、慢性非传染病的研究，从 2008 年最早用于 HIV 感染易感性的研究，2009 年用在到麻风和乙肝上，现在可能还有许多其他的病例，需要不同的手段。在座的各位来自不同的专业，可能在研究方法上、技术平台上是相通的，这个技术平台，可以用来研究银屑病，可以研究麻风，也可以用来研究痛风，大家有一些共性这里有南方基因组，有华大基因的，也有咱们山东的，就技术平台的情况，给大家做一个简单的介绍，有利于我们今后的沟通、合作、交流。

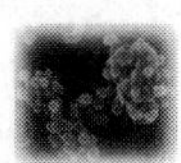

GWAS 技术平台的建立和应用

◎刘 红

今天作为一个刚刚进入传染病研究行业的新人,非常荣幸能够有机会参加这个沙龙,非常荣幸能在这里做一个简单的发言。

我在所里主要是参与麻风病的遗传学研究,刚到所的时候,对于麻风病的认识,认为是历史上曾经存在的非常恐怖的传染病。麻风病到今天为止,还危害着相当一部分群众的健康,仍然是一个非常严重的社会问题,而不是我曾经认为的历史上已经消失的疾病。我们所从 20 世纪 50 年代成立以来,一直承担着山东省的麻风病防治工作,拥有着山东省麻风病所有的流行病学资料以及临床资料。这些宝贵的历史积累也是我们现在进行麻风病研究的基础,现在已经证实,麻风菌具有很强的遗传易感性。我记得在我们所读研究生的时候,张福仁所长曾经跟我们说过,他刚一毕业到麻风村的时候,医务人员面对麻风病人是全副武装,随着在麻风病现场的工作深入,这种武装一件一件脱掉,从全副武装,到跟麻风病人直接面对面的交流,这不仅是行为上的改变,更是一种意识上的进步。

我们的陈树民主任在几十年麻风现场的工作中,在给病患查体时,出于对病患的尊重,从来不带口罩帽子之类的。当然这是一种尊重,另外这也反映出麻风病不像以前想像的一样是一种烈性传染病,现在经过 50 年的临床防治工作,加上参考国内外的文献,对麻风具有很强遗传背景的意识就越来越清晰,在这个意识下,可否进行麻风病的筛查,从宿主的角度实现麻风病的一级预防?针对临床中提出的问题,张福仁所长在 2004 年的时候,正式准备开展麻病的遗传学研究,我们同时在全省范围内搜集大量的标本,同时申请国家资金项目、省内项目,以获得资金的支持,由我们的客座教授,新加坡国立研究所的刘建军教授提供技术指导,在历时 4 年的积累后,2008 年 10 月份正式开始课题。GWAS

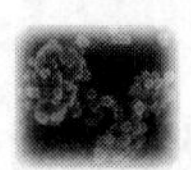

课题的第一阶段，病例组全扫主要部分是在上海南方公司完成，同时跟安徽医科大学进行合作，借用正常对照的全部数据，同时借助全扫的平台，完成了剩余100份病例的全扫，以及后续7000份样本的验证工作，全扫的结果定位了麻风病的7个易感基因，文章当时发在新英格兰医学杂志上，文章的发表在省内外引起很大的轰动，省政府在2009年12月17日专门举行了新闻发布会。

以此为契机，山东省政府、省财政、科技厅给我们建立了山东省皮肤病重点实验室，山东省临床医学中心，并拨出专项经费支持我们实验室建设，希望我们在省内建设一个完整的GWAS的平台，服务于山东省的遗传学研究，2010年6月，在各级领导的支持下，我们的SNP分型平台到位并且开始成功运转，目前我们已经完成了1万份样本，60余份SNP的验证工作，现在的运转结果还是相当不错的，我们已经可以承担GWAS的第二阶段的工作。

同时财政厅专门立项支持我们建设，我们已经目前订购了illumina的最新款的iSCAN平台，集全新的SNP分型及全基因组测序一体，相信到明年6月的时候，我们这个平台可以到位，并且可以运转起来。

我们现在这个平台是刚刚起步，希望可以向安徽医科大学张学军教授实验室，以及向南方公司学习，他们拥有的是国内一流的平台，一流的技术，我们希望通过向他们不断的学习，建设成为我们省内一流的平台，为我们自己的研究，也同时为我们省内的科研更好地服务，我想放几张幻灯片给大家稍微看一下(图略)。

这个是我们实验室的缩影，我们有一个分子生物学的普通平台，处理一些标本。另外，我们现在测序仪用的比较不错，不光是在临床科研上，还做一些单基因病的突变病原检测。临床上准备用在产前诊断或者是症状前诊断。这是我们的Sequenom平台运行情况。这是我们前一阶段已经用过的全部芯片，这是我们前一阶段做的实验的数据，数据还可以，已经完成了1万个样本量，60余个SNP分析的工作。

我们希望我们能够在省内，建成一个完整的GWAS的平台，主要是为我们自己，同时也为我们省内同行进行遗传学的研究提供更好的服务，希望我们以后能够有很好的合作。

GWAS 技术在传染性疾病遗传易感性研究中的应用

◎王海丰

国家人类基因组研究中心主要是从事人类疾病、基因组的方面的研究，运用现代化的技术方法和策略。我们研究的疾病是单基因的疾病，用的是 STR 的连锁分析。到 2000 年左右的时候，研究重点转到了多基因疾病，也就是常见疾病，像高血压、糖尿病、冠心病、哮喘精神分裂等。研究的策略上面，单基因很简单，对于多基因疾病由于人类基因组计划的完成，发现了人类基因多态性是一种非常好的遗传的标记，可以用于多基因疾病的研究，但是由于人类基因组测序的第一阶段，只是少量的样本，得到的 SNP(单核甘酸多肽性)的数量是非常有限的，也不清楚这些 SNP 的分布，因此启动了人类基因组研究计划——单体型图计划，我也非常有幸参加了这个项目，我们负责 21 号染色体，染色体 SNP 的筛查，通过单体型图谱计划，我们基本上搜集到了遍布人基因组的百万级的 SNP，以及它们所构成的连锁不平衡结构，或者是单倍型单倍率，有了这样一个数据库以后，我们可以利用这个数据库提供的信息寻找 marker，有了标签位点，我们就可以不需要对百万级 SNP 一一进行分析，就可以利用最新的生物芯片技术，把这个百万级的 SNP 缩减到几十万，全部集合到一个小小的芯片上，对搜集的样本进行全基因组覆盖的分析。

我们不仅是做 GWAS、SNP，我们同时开展了一些表达、表观遗传的结合系统的疾病的研究，同时我们也建立了各种通量，各种层面上研究的平台，能够进行全方位的研究。

现在我谈一下我对传染病疾病的认识。我们一直做多基因疾病研究，多基因疾病、常见疾病很多时候是环境和遗传因素共同互相作用，进行性发病，传染病是由外源的病原体侵入，引起宿主出现症状。由于人的遗传背景的不

同,会出现不同的症状,包括几个类型,我们举的这个例子是由肝炎到肝癌的临床转归遗传易感的研究,影响临床转归的因素。有卫生状态、疫苗的接种,还有病原体本身变异的数量,还有基因型,还有感染时间,最重要的是宿主,外因是引起作用的,麻风病菌感染老鼠不发病,感染人发病,这个禽流感,感染水禽不发病,会引起家禽和人发病。所以说,从辨证角度上外因通过内因起作用,我们的研究,要找到外因和内因怎么样互相作用,从而对病人进行干预、治疗和预防。

人和传染病的斗争也是自古有之,人与病原微生物的斗争一直在不断的进行,因为微生物也在不停地变异,它也是我们地球上的一个生命体,我们人也是这个地球上的生命,大家同在一个地球,也是互相影响,我们体内也有一些有益的微生物,环境的变化,特别是治疗的药物还有疫苗有可能会促进微生物的变异,导致以前被镇压下去的一些疾病、传染病死灰复燃,随着技术的进步,我们知道遗传在传染病发展过程当中作用的重要性,我们有意识地来寻找宿主对病原体感染的易感的作用机制在哪里,从而为疾病的预防和干预提供基础。

我们目前用的方法上还是以 SNP 为遗传标记,基于家系或无关群体的连锁和关联分析,或者是致病和易感基因的分析。现在说做 GWAS 做出来的结果,好像没有直接跟基因相关,没有什么可以直接拿来用到临床上的。我的认识是,GWAS 研究用于预测,很多时候是在新闻上或者标书里,这里面我个人感觉有点忽悠的成分,不可能通过一个或者几个人群的遗传易感的研究,就能找到用于临床诊断或者是用于治疗的靶点,哪怕是做 β 分析,科学研究需要很长时间的积累,认识不断的革新。但是,GWAS 真正研究的意义是在于利用现在人口的遗传资源,人的遗传的多样性,去寻找各种疾病发病分子机制,革新我们对疾病的认识,从而为我们治疗疾病或者是预防疾病提供一些信息。我想,是 GWAS 研究最重要的意义或者是其他的测序也好,什么也好,从基因组学角度来研究疾病的重大意义,不在于一下子通过几个研究就能找到药物的靶点或者是预防的靶点。

目前,传染病的研究可能是停留在疟疾、肝炎上。肝炎是一个很好的研究的模型,在传染病易感性研究过程当中,在我们国家有很多的感染者,进程的递增也是不一样的,有不同的发病症状。我们在进行研究,选定样本的时

候，也有很好的资源。今天有老师讲到，样本的问题，我觉得作为传染病易感性研究，选择正常人和病人，病人同时也分不同症状的病人，正常人选择要非常严谨、严格，有的时候虽然很困难，但是要尽量的严谨，保证正常人和病人的可对照性。

比如说我们做肝炎研究的时候，可以找正常人，一般是年龄40岁以上，没有病毒携带，也可以找感染之后自然痊愈的，正常人跟自然痊愈的可以联合在一起作为正常的人群。然后，把慢性进程和急性进程、重症的病人分开，分别进行关联研究，我们觉得这样做对研究疾病的分子机制是非常有意义的。

我们中心也做了很多传染病方面的工作，包括测序。对血吸虫、疟原虫也做了很多的测序，特别是肝癌当中病毒和基因组的互相作用，调控网络。

今天上午有一些问题，没有时间发言，我补充一下我对之前问题的看法，我们想要开展GWAS研究的时候，发现一个很大的问题，没有好的样本、好的人群，这个原因就是中国公共卫生事业在一段时期内相当落后，与国外的同行相比，我们远远落后于他们，哪怕到今天，我们国家启动“863”计划非常重大的GWAS研究的大型课题，对多种疾病进行研究，但是还是存在着缺乏好的研究队列的问题。据我所知，不少的课题组都是拿到项目之后，现去各个地方搜集样本，我们研究的很多疾病是进行性疾病，是长期不断的演化、不断的积累才发病的，这个时候在人群的选择上就有很大的问题，病人没有选择好，或者是正常人没有选择好，设备再先进也可能做不出新的突破，找不到新的发现，我觉得这是困扰GWAS的很大一个方面。

流行病学的调查和队列的建设是一个需要很长时间，见效很慢的过程，可能由于我们的科研体制有一些冲突。但是也有很多专家在进行这方面的工作，比如我知道好多团队还是在搜集单基因疾病和罕见疾病的人群，然后复旦大学的教授在江苏泰州建立队列，长期观察各自疾病的发展进程，搜集各种临床数据，在将来用更加先进的技术手段，然后进行疾病基因组的研究。

还有一个问题，刚才说GWAS研究的时候，很多时候发现位点，都是在基因的荒漠区域，可能有些人觉得没有什么意义。实际上基因编码序列只是在基因组中占了很小的一部分，基因的荒漠区域在基因的表达调控方面是非常重要的。我们也在探索，我们做的研究发现了很多的关联，也是在基因编码

区域，可能会影响到基因的表达，影响表观遗传性的调控。GWAS 后期验证的时候，对于功能的研究，应该从多个方面着手，不应该只停留在基因的蛋白的水平上。

还有就是在 GWAS 研究的时候，样本质量的把控要非常的严格。我们认为，现在的技术很先进了，平台都是商业化的，决定实验成功与否的最关键的因素是样本，一个是样本本身 DNA、RNA 的质量，还有一个是病人和正常人的选择上，生化生理指标的控制。

新一代测序技术在探索传染病遗传易感性方面的应用

◎杨　旭

因为之前已经讲了很多，跟传染病疾病的遗传易感性方面的应用，包括GWAS测序等我主要从真正的技术的方面去讲，我们是要用技术去论证这个传染病遗传易感性到底怎么实现。

首先新的技术使疾病研究的效率大大提高。我们之前通过连锁分析，假定分析出一定的区域，跟疾病相关的，在这个区域中寻找跟疾病的相关性，往往由于连锁分析的局限性，不一定能够找到真正相关的基因和区域。现在不管是测序，还是是芯片的技术，我们可以从纯基因组的水平去看疾病与基因的相关性，使得我们将来的全基因组的信息，不管是粗还是细都能够比较全面地看到，就可以比较直观地把与疾病相关的位点或者是区域找到。

GWAS基于一个原理就是，从上百万SNPS位点，通过人类单倍体图计划Hapmap计划，通过连锁以后，找到能够代表某一个单倍体的标记(marker)，然后把marker放在芯片上面，进行大样本的筛查，最终能够找到跟疾病相关最强的那几个区域。但是这些区域对于疾病的真正的贡献有多大？目前有了700多篇文章，也可以看出，对疾病的效益程度不是非常的令人满意。

现在我们就回到最初的观点，现在复杂性的疾病，到底是跟之前的常见突变相关，还是跟我们现在大家所意识到的在人群中的分布频率较低的罕见突变相关？我们意识到罕见突变和常见突变的相关度是更加紧密的，这张图(图略)是2009年在一篇综述上刊出来的，我们看到绝大多数之前的GWAS得到的都是这种，与疾病的相关度是很低的，只有这种对比比较强的，就是单基因病的每个致病基因对疾病的贡献是很大的，但是频率是很低的，最终常见并作用最大的区域就在这种频率，频率低于5%，但是不会低到百分之零点零几，这部分

依靠目前以芯片为技术的GWAS达不到目的的。所以，随着技术的突破，这种新的测序技术的产生，使得我们能够得到一定的突破，这是近年来做的用GWAS的定位传染病易感基因。

新英格兰医学杂志(NG)9月份发表的一篇社论，在最后的展望上，提出了几个观点，首先对传染病易感性的研究，有三个部分的期望，第一个是可以通过关联性的分析，找到SNP或跟疾病相关联遗传的因子；第二个是应用的研究方向，对这些我们已经认识到一定程度的疾病，把这些特定的区域，或者是特定的基因搜集到一起，统一的进行测序，这也是需要我们去验证的方向；另外一个我们不可忽视的是，怎么能够把病原跟宿主的关系搞清楚，这个也是我们研究的三个方向，我下面说一下针对三个方向，用三套不同的技术应对。

首先，找到跟这个疾病相关的突变也好，还是关联也好，除了前面所说的以芯片为基础的GWAS，现在主要是外显子测序，它的理论是变相的GWAS，它抛弃原有的芯片的GWAS，利用全外显子组捕获的技术，加上高通量的测序技术，就能够对全基因组的占1%的编码区域来进行测序，从而可以得到跟直接的蛋白编码相关的信息。

刚才也说到，为什么我们传统的GWAS经常找到一些相关联，使得我们无法对这个区域进行解释？这是因为这里面没有我们所捉能够解释的基因，我们如果集中精力，放在1%外显子基因区域，一旦发现相关度很高的东西，就可以通过编码区的改变，可以得出非常好的合理解释，也就可以得到比较好的结果。

这个是大概看了以下，外显子测序与PCR产物测序，我们传统的96甬道的测序，只有相当于0.048M的数据。每一个点代表一个甬道的数据，我们通过不断地拍照片，使得它能够延伸的剪辑能够被探测到，一道芯片上我们有接近8千万数据，8千万个点，也就是说最终我们一个循环能跑到16G的数据，这16G相当于一个人基因组的5倍还多，从这个角度来说，我们可以看到目前新的测序技术对新的数据挖掘，比传统的有一个质的提升，使得我们在一定程度上，能够对疾病的基因有一个非常好的理解。

这个就是现在我们所称的新一代GWAS，不光是华大这样认为，别的团队也在把这个叫做GWAS，也分为很多种，其中一种是外显子测序。加分型验证，首先通过外显子测序，我们找到跟这个疾病相关的关联集合，然后经过下一步

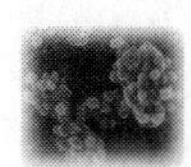

大样本的验证，思路跟传统的 GWAS 是一样的，第一步我们用代替了前面的 GWAS 全基因组的芯片。

另外一家公司也在跟进，他们研究芯片，也在不断更新，芯片是根据已知的数据库来做，现在随着测序数据量的增大，也在不断地丰富芯片的内容，芯片已经增长到 2.5M，从这个角度来看，还远远不能解决实际的问题，因为是最终找到新的信息的一个技术，所以我们是主要是以外显子测序加基因分型验证这个技术，作为新的验证方法。

根据疾病样本获取的难度，包括项目的大小，我们设计的方案就是，或者是 100 个，或者 300 个或者是 1000 个来进行第一阶段病例对照研究，来获取罕见突变的信息，然后根据得到的罕见突变信息，再经过大样本的，就是第二阶段的成千上万例的病例对照研究，最终得到的比之前的传统 GWAS 频率更低，因为传统的 GWAS，我们只能得到频率大于 5% 的常见突变的集合。我们现在可以得到 2%，甚至 1% 以上的罕见突变的结合。也就是说，一开始我们把传统 GWAS 漏掉的位点，第一时间就可以捕获到，然后再经大样本的验证，从这些纷繁的信号中找到真正有意义的信息。

这个就是我们的设计（图略），现在是比较经典的，这是一个比较典型的 GWAS 的一个研究思路，我把它贴在这里，它是通过 1000 个糖尿病病例跟 1000 个对照的外显子测序，来找到一个关联数据集合，找到这个以后，我们再从中挑选出 20K SNP，这 20K SNP 是完全可以达到氨基酸改变的有益突变。

从这里我们可以看到，我们找到的突变集合有 47.8% 是已知的，有 52.2% 是全新的，同时我们可以看看它的频率，有 66.6% 的频率是小于 0.05% 的，也就是说，我们通过外显子测序技术，能够找到跟疾病更相关的罕见突变。

通过初步的关联性分析，我们在那些相关度很高的区域，要验证我们的方法是不是可行的，结果发现，ADRB3 和 GSK3A 这两个基因都是之前的糖尿病的 GWAS 里面的，发现了跟糖尿病相关的基因，在我们这个数据集合里面都找到了，这是两个基因上面的 SNP 位点，也就是说我们找到了 20K 的区域里面，蕴含着比之前所得到的研究成果更多的有用的信息。

接下来我们用这个 20K 的 SNP 位点，进行第二阶段的实验，就是通过 20K 左右的 SNP 位点进行大样本的，17000 例的样本的验证，最终我们希望得到甚

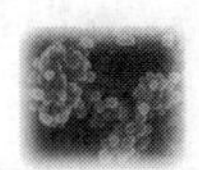

至是上千个跟糖尿病相关的基因，而且这个基因比传统的 GWAS，OR 值都会很高，我们挑选 OR 值大于 2 的 SNP 位点，现在我们的第一篇文章已经被 NG 接收了。

第二个案例在 8 月份刚发表在 *Science* 上了，我们刚做的 50 个藏族人的外显子测序通过这个案例。我们可以发现，通过外显子测序技术，确实能够找到跟人的表型相关的 SNP 相关位点，藏族人跟平原的汉族人人群的分化是在 3500 年之前开始的，但是我们发现，通过测序比对发现，我们有一些 SNP 位点，在藏族人和汉族人之间有一个明显的差异性分布，比如 EPAS1 这个基因，它的一些 SNP 位点在藏族人也许占了 80% 多，而在汉族人里面只有百分之十几，为什么？我们把差异性非常强的 EPAS1 基因调出来可以发现，它是在调节血红蛋白溶度的细胞中起到一个非常重要的作用，也就是我们通过纯测序，纯数据的分析。我们就可以找到人的疾病表型，现在只是表型，也可以把它当成跟疾病表型相关的位点信息挖掘上面去，这篇文章有一个非常好的示范效应，也是在 *Science* 上发表。

这个是针对社论上第二个提出的问题，对我们感兴趣的目标区域测序，我们进行高精准的测序来解决问题，这个方法也是基于……，我们根据 GWAS，得到很多的结果，都是只是定位到一定的区域，它只能够确定某一个区域跟疾病相关。而这一个区域中哪一个是真正的位点或者是突变跟它相关，现在通过传统的 GWAS 是找不到的，现在国际上有一个热点提议，针对以前的 GWAS 研究得到的高热度的区域，我们可以通过特异性区域捕获的技术，把 GWAS 所得到的热点的区域的特异性捕获下来，跟外显子测序一样，外显子只是把全部的外显子区域捕获下来，而这个目标区域就是一个必须大的，我想得到哪个区域，就可以特异性捕获下来，这样我们就可以把感兴趣的区域捕获下来进行测序，从测序的量来看，相对来说比全基因组要少很多，后面的分析也更方便。

社论上也提到了 MHC 这个区域，这个区域不管是从自身来讲还是从传染病的角度看，都是非常相关的一个热点区域，我们现在也是通过对 MHC，大概是 3.8M 的区域，进行了特意性的区域捕获，在捕获的芯片基础上完成了前面的研发阶段，基本上投入使用，包括社论上所提到了上千个跟传染性疾病相关的基因，我们都可以进行捕获，甚至你所感兴趣的任何区域，我们通过区域捕

获,同时把它同时放在一张片子上,能够把这张片子再进行大样本的筛选,就可以针对1000多个基因,就知道哪一个基因,甚至是哪一个基因上的突变因此跟疾病相关联,这个是我们现在能做的。

目前,我们的MHC的比例最好的是91.1%,对整个MHC区域,现在已经能够非常有效地整个捕获下来。因此,如果要研究任何一个疾病,或者是类风湿性关节炎,或者是强直性脊柱炎这种免疫性或者传染性疾病,都可以对病例和对照进行专业性特定区域的比较,从而发现到底是哪一个点,哪一个基因是跟它相关。

对目标区域测序的一个比较好的案例,是我们跟葛兰素史克药厂(GSK)的合作。对于药厂来说,关心的不是找到新的突变位点,它跟我们合作就是它把200个基因,跟各种不同的表型,包括心血管、哮喘或者精神性疾病等,这些基因罗列起来,比如一个疾病有十几个基因,把这十几个加起来就是200个基因,跟我们华大合作,把200个基因全部捕获在芯片上面,然后进行上万例样本表型的验证,就是病例对照的验证,来发现这200个基因里面,到底哪些基因跟所要研究的疾病更相关,最终从里面筛选出更相关的,作为后期的药物制药靶点的目标区,目前已经完成了数据分析,现在GSK正在做。

第三个解决方案是对于病原微生物的测序,这也就是社论第三点提出的,我们不能忽视病原跟宿主的关系来得到,华大从2009年开始对微生物已经提出了基因组的计划,包括我们发起的万种微生物的基因组计划,目前我们已经测了800个细菌的基因组,包括100个真菌,100个病毒的基因组,目前我们计划在3年之内得到万种微生物的基因组。

还有一个案例,我们跟军科院两位副教授一起合作的,对200个鼠疫杆菌的基因组的测序,选取了国内包括还有欧洲的一些区域鼠疫菌种的杆菌的不同样种,搜集之后进行测序。我们最终得到200个鼠疫的基因组的序列,包括SNP信息、重复序列、转换、结构性的变异。

除了对病原微生物的基因组的测序,我们还可以对跟人相关的,比如说麻风可能跟鼻黏膜的分泌有关,我们可以对鼻黏膜,包括肠道微生物的菌群进行全基因组的测序,就是把它共生的菌群的一个基因组全部进行测序。这个计划,我们叫Metagenomics,也是被全球所瞩目的,现在在全球各个地方,用各种

方法来做，包括国内我们也在做，跟北大深圳医院，包括西安也在做跟人的肠道菌群相关的。比如说肠道微生物，我们把大便中的 DNA 提取出来，全部进行测序，测完序以后进行拼接组装，把人的基因组的序列全部去掉，最终得到的就是微生物菌群的序列，然后比对到让微生物的参考序列里面，最终可以得到，在不同的里面，哪些对应哪些细菌的菌群。

我们通过分析 124 个欧洲人的肠道微生物菌群，发现了非常有意思的情况肠炎微生物菌群跟正常人的微生物菌群是不一样的，也许我们以后对麻风病……可能对不同麻风病和正常人的鼻黏膜里面的菌群可能构造是不一样的。

以上是我们所说的华大目前做的工作，其实是一个合作模式，华大主要是以它的测序，高通量的测序平台，以及高能力的信息分析平台作为竞争力，最终我们还是需要临床的专家提供临床样本，包括很好的临床研究积累的基础，最终我们完成比较好的科研合作。

最后说一个华大最新的相关合作项目，我们在 9 月 7 日发布了一个对 5000 对同卵双胞胎的一个疾病表型的甲基化的表观的测序，这个测序是 3000 万美金的项目。刚才我听到青岛也有双生子的阵列，我觉得这个也是我们可以利用的，我们本国的资源也可以得到很好的利用，包括我们现在正在进行的一个癌症的全基因组的序列的项目，9 月 15 日准备进行第二轮测序。

传染病遗传易感性研究方法展望

◎杨 洋

首先对遗传易感性的研究做一个回顾。我们对遗传易感性的研究，从方法上看首先有早期的病例对照，到标签性的 SNP，到全基因关联分析 GWAS，对象由小到大，原来早期的是筛选一些与免疫相关的候选基因，一直到单体与某些表型的关联，到 GWAS 的是研究的是全基因组范围内一定密度的 SNP。

我们研究的易感基因得到了易感的结果之后，我们需要做的事情是什么呢？就是靶基因的确定，以及药物的开发，需要把基因易感性研究的宏观成果和细胞行为与分子生化、结构生物学的研究相关联。

怎么做呢？就是研究一些参与疾病形成的因子的功能，包括关键基因及转录因子，关键的功能蛋白，以及小分子的作用。关键基因及其转录因子，主要研究内容是转录因子对靶基因的激活作用，也就是拿到一个易感基因以后，通过对基因组的研究得到了一个靶基因，我们怎么深入下去，怎么做？

第一个入手的地方，转归因子，对靶基因的调控，我把一个癌症的易感基因，靶基因截成不断的片断，加工成一个商业化的载体，再转到细胞里面，看它在细胞里面的表达，用双荧光素酶报告系统来检测激活状况，来检测它的转入激活区。在转入激活区的鉴定完毕之后，我们有一个数据库，可以查出这个区域，预测一下，与哪些转归因子结合，缩小了研究的范围。

转录因子不仅是单独的作用，也可能是转录因子与转录因子之间的相互作用，这就涉及蛋白间的相互作用，研究技术有现在很热门的 co－IP 和 pull－down，co－IP 指的一个体内的相互作用，pull－down 就是用原核表达，在体外发生的相互作用，co－IP，pull－down 相互作用。

第二个是研究功能蛋白，就是关键基因里的功能蛋白。我们以 p53 为例，p53 是一个明星分子，是在癌症中作为周期组织和凋亡的一个主要的关键蛋

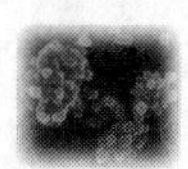

白，我们可以研究参与 p53 调控的因子，以及 p53 的泛素化，蛋白 1、2 这样的因子，然后 p53 的下游，就是 p53 作为转录因子去调控的下游的因子，包括 Bax，P21 等。关键功能蛋白的研究，还包括蛋白的修饰，磷酸化、乙酰化和泛素化，蛋白的修饰也是在功能研究里面非常重要的一个环节。

还有一部分就是小分子，这里举个例子，我们做的一个课题，一个基因表达了一个蛋白，这个蛋白对不同的金属小分子敏感性，结果是血红蛋白和铜离子比较强烈，亲和性比较强，于是得出的结论是这个细胞对金属的敏感性可能由蛋白跟铜离了结合的亲和性比较高而造成的。

药物靶点确定以后，我们可以做的事情是设计药物来改变基因缺陷，以及后面对其抗药机制的探索，包括联合用药，联合用药其实解决的也是一个耐药的问题。

我就讲这些，中间涉及一些很细致复杂的技术问题，所以如果有兴趣的专家老师，我们会下再探讨。

张福仁：

关于传染病易感性的技术，前面做了非常翔实的介绍，合作问题会后可以谈。

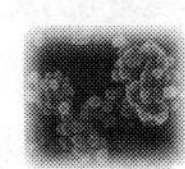

致病菌及菌群基因组的生物信息学研究

◎朱怀球

今天我把我在传染病方面相关的一些工作,给大家报告一下。

我们实验室主要是基于基因组序列、芯片、蛋白质分子结构等分子生物信息数据,面向生物信息学若干问题,运用数理科学、计算科学等方法,希望能够发展分析、建模和预测的方法和工具。

具体来说,首先对微生物基因组的分析和基因组进化做的比较多,近两年开始关注人体微生物基因组及环境微生物基因组的全基因组学的生物信息方法及技术,真核生物基因表达及剪接机制这方面也正在做,还有蛋白质分子动力等方面的工作。

今天讲的,对传染病易感性相关的工作,谈一些我的结果和一些体会。

多细胞的作用,人体是多细胞,多基因组的群落结构现在是热点。

麻风杆菌的基因组,基因的数,相对来说,我觉得是退化了,我感觉如果要考虑这个致病菌的致病机制,那么它的进化由突变引起的,主要是因为进化过程不断的丢掉东西,我刚才讲,丢掉东西是获得东西,这个是辨证的,这个辨证的观点可能是解决进化问题有效的方法。

另外,期跟我的博士后老师合作,从物理学的角度探讨不同物种,尤其是病毒、细菌和周围细胞的基因组的复杂性。具体来说,因为我们的特长是建立MED,然后在这个基础上发展算法,提供工具,然后更进一步的去工作,基本上都是我主持的发展原核基因的,包括病毒的基因组的注释和基因识别的方法,这是我的第一个主题。

我的这些方法,实际上在很多实验室已经用了,与法国原子能学会(CEA)的微生物实验室进行了合作。美国华盛顿大学在基因组的注释里面植入了我们的方法。

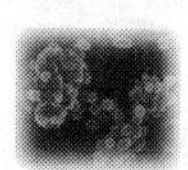

法国能源部对撒哈拉沙漠里面的一种球菌的基因组注释里面也用了我的方法，所以我这些方法，作为生物序列的工具来，也被列为中国生物序列工作的代表成就之一。

这个基础上我关注一些致病菌，为什么关注这些？尽管我们的数据库里面，我们有数据，我们测序完成之后，哪些是 ORF，功能是什么，这些大多数做出来了，但实验室这种表达，远远跟不上数据增长的步伐。

我们就以致病性大肠杆菌为例。我们发现 2002 年测序完了之后，2009 年关注的时候还存在大量的错误，这些错误会导致我们对很多问题的认识不全。对一些论述，我们就把它补充上了，其中一个是在致病上，由于这个基因，被我们找出来了，里面是没有了，对自身进行伤害保护的机制，抑制这个蛋白就能实现，还是比较多的。

近两年，我跟国外一起合作，开始把研究的方向提升到国际上，这里面华大有关专家已经讲了很多了，我更多的是分子生物学基础上的思考，我们提出并且在国内我们比较早的做这个，做基因的分组，其中一个工作，首先是序列的拼接，这个拼接，目前我们的工作是比较长的，短的大概三年。我的博士生正在设计新的测序技术，每测一次往更短的方向发展，序列拼接方面，也还是有发展的，有一些效果非常好，像我们这个应该是做得比较好的工作，这个工作还在整理当中。

第二个工作，转基因。为什么说这个工作？大多数团队是通过序列对比，去已有的数据库里面找相似性，但是同基因组里面，包括海洋微生物，人体肠道微生物，这种不能培养的基因组，实际上还包括很新的基因，我们已经认识到数据库里没有这个基因。所以通过数据库去找的话，本身就会丢掉很多。

我们这个系统现在已经处理了，我们的基因预测的机构，现在我们知道是最高的，我们的工作正在整理过程当中，还有我们能够发现比已有的两种方法，发现更多的可能是具有功能的新基因，还有一个进化和形成进化的问题。我们对蛋白质合成机制做了一个研究，这也是这几年立项的课题之一，这里面有一种机制，在合成蛋白的时候，不需要 HD 信号，直接去找蛋白质合成的起点，这种机制应该是最早的生命。它区别于常见的蛋白质合成的机制，像大肠杆菌这种，更多采取 HD 信号去识别一个起点，再开始合成。这里面，首先我们发现这

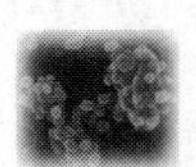

种机制,在细菌里面是广泛存在的,而我们的教科书讲到了大肠杆菌的时候总是讲,是由 HD 信号合成的,实际上并不是广泛存在的,这种机制进化的例子,我们找到两个非常有模式的直线,这个直线我是觉得非常有兴趣的。

宏观的来说,这种机制在进化过程当中,是一个不断完善的过程,具体的机制是什么,背后的原因是什么,结果我就不多说了,可能会为传染病相关的致病菌,基因组的研究,蛋白质的研究,可能会提供一些新的思路。

张福仁:

刚才大家就传染病遗传易感性的研究技术和有关的方法做了交流,交流的各位专家都是做具体工作的,都是这个领域的真正的专才专家。

我们回到我们的主题上,今天的主题是传染病的遗传易感性,今天早上刚开始的时候介绍了背景,同样的传染病,是一种从宏观上总体上讲,只见树木不见森林,我们往往太具体,宏观的没有。宏观上来讲,我们的本意是什么呢?我们的本意是通过沙龙,从不同角度来探讨,传染病遗传易感性,是微生物和宿主的相互作用。过去我们更多强调传染源,我们想提出这样一个看法,任何事物的发生发展都有两个原因,一个内因,一个外因,对于疾病也是如此,糖尿病,传染病,慢性非传染疾病都是如此,内因、外因,对于传染病来讲,外因是什么?外因就是传染源;内因就是自身的,比如遗传背景。

当一种传染病流行的时候,如麻风病,大家都暴露于麻风菌的环境当中,有人患病有人不患病;又比如禽流感,都暴露于禽流感病毒,有人发病,有人不发病;中国是乙肝大国,10%的人感染过乙肝病毒,可能有人是终生携带者,有人发展成肝癌……同样的病源,为什么会有不同的结果,也归结到遗传背景。

比如宫颈癌,首先 HPV 病毒感染,里面两个亚型,HPV11,HPV16,一个是具有致癌性,但并不是所有的携带者 HPV11,HPV16 的都会得宫颈癌,但是这两个是最高的。现在欧美有一些国家,甚至在马来西亚,对已婚女性进行全民的疫苗接种,接种 HPV11,HPV16,接种以后宫颈癌就可以消失掉了,同样感染了 HPV11 和 HPV16 以后,有人发展成为宫颈癌,有人就没有问题,病源体一样,结果不一样。所以,这就提醒我们,在疾病的控制过程当中,要是除了考虑到传染源的因素,我们还要考虑宿主因素或者说免疫功能弱,代谢有缺陷等,这

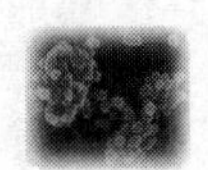

是一个根源，这也是我们今天讨论的主题之一。

对传染病的控制，主要是传染源，从宿主的角度来说做得不够，今天是一个开始，为我们今后的研究，提供一个学术交流的平台。我们今天在座的有山东省肿瘤研究员的宋现让研究员，他接触了大量的肿瘤病人，了解一些肿瘤跟病毒感染，微生物感染有关系，最后请宋现让研究员在这里给大家介绍一下有关感染诱发的肿瘤方面的研究。

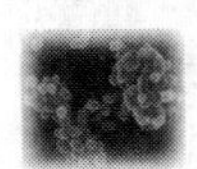

肿瘤与感染

◎宋现让

我是做肿瘤研究的，在肿瘤医院工作20年，感染性因素在肿瘤过程当中发挥什么作用，我把我思考的一些观点，跟大家探讨一下。实际上从20世纪70年代中期，我们就认为肿瘤是两个原因引起的：一是由化学、物理因素引起的；另一因素就是感染，传染因素才是致病的根源。所以，这里把癌症描述成一种传染病，是经过微生物传播的，而不是诱变，而现在的认识是两块合一了，肿瘤是哪一个因素都可以。

关于感染性因素与肿瘤的关系，迄今为止，我们已经可以证明，EB（EB病毒）、HBV（肝炎B病毒）、HIV（人类免疫缺陷病毒）、HCV（肝类C病毒）等20多种病毒都与肿瘤有关。除了病毒之外，还有其他的微生物，幽门螺旋杆菌的感染会引起胃癌；血吸虫的感染，寄生虫的感染会引起膀胱癌；肝系统的感染，有胆管癌；等等，现在整个的感染性因素，基本在恶性肿瘤发展过程当中，大约20%～30%与感染性因素有关。

感染性因素诱导肿瘤，基本上有这么几种类型，一个是慢性感染，通过直接或是间接的，比如说HIV通过免疫系统，像慢性的炎症，HBV，HCV，这些通过反复的感染，HBV最典型了，基本上只有活动性的肝炎，最后才会癌变，急性的肝炎就不会了。再一个是幽门螺旋杆菌，幽门螺旋杆菌感染后，与特定蛋白结合，引起上皮的增生，这是幽门螺旋杆菌引起胃癌的一个原因。因为这个细胞，包括艾滋病，细胞增生的几率越多，发生突变的可能性就大，发生癌变的可能性就越大。

变异的病毒实际上分为两种，一种就是变异的病毒进入细胞之后，是属于相对封闭的组织；另一种是通过与病毒的整合。无论如何，无论是哪一种方法，最后都是病毒的蛋白，通过不同的机制，刺激诱导细胞的癌变，刚才也讲了HPV

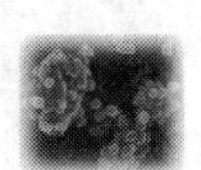

（人乳头瘤病毒），100%的宫颈癌当中HPV几乎是100%的阳性，在我们国家，最主要的类型就是HPV的16型和18型。

高危型的HPV，为什么能够引起肿瘤？因为高危型的癌基因整合进入了DNA之后，产生两种蛋白质，16和17，16跟p53结合以后，使p53降解，p53的抑癌作用就没有了；17与RNA蛋白结合，干扰RNA蛋白的整体调控，这两种很明确。再一个RNA的病毒，RNA的病毒也是逆转了以后，产生一些病毒的蛋白来刺激细胞的癌变。

癌基因，我就不展开说了。大家都知道，病毒癌基因是从正常的原癌基因来的，感染了宿主以后，正好它处在原癌基因的旁边，复制的时候就把这个癌基因一起复制了，以后就保留下来了，出现病毒癌基因。

现在把病毒癌基因这种遗传病毒整合到基因组里面去，就大量产生癌基因蛋白，刺激产生癌变。

还有一种它本身不携带癌基因病毒，但是为什么这种蛋白也可以引起癌基因的激活？一个是染色体的异位，一个是插入。感染性因素在肿瘤发生当中起了很重要的作用，这方面的研究很多。我想思考的问题，一方面我们现在想着搞清楚感染性疾病为什么致病的意义，我们如何研究疫苗，HPV通过感染范围很广的这种，疫苗确实是经济有效的手段，预防疾病的发生。

我提一个问题，肿瘤可以是感染性因素引起的，也可以是非感染性因素引起的，还有一些肿瘤我们不明确，到底是感染性因素引起的，还是非感染性因素引起的，这两种肿瘤有什么样的区别，有什么特点？我们现在不考虑如何引起的，我们现在只考虑什么样的病理类型，如何治疗。这两种不同的方式，我感觉这两者之间表现上有所不同，那么患者的易感性，感染的易感性，以及感染后致癌的易感性，引起的病人类型是不是有所区别？分化程度，特别是对治疗的反应，是不是对感染性的找出一些特异的方法进行治疗。

第二个问题，如果这些当中，确确实实不同因素引起的癌变有差异，如何个体化的对待？临床上我们能不能有一个有效的区分手段，现在临床上没有手段。我现在通过临床检验，比如说查出肝癌来，如果查了肝癌基本检查都是呈阳性的，但是这也不代表所有的这些检查阳性的全部都是HBV引起的，还有一些可能不是HBV引起的，现在没有办法进行区分，我也想知道这两者之间有没

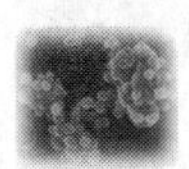

有差异，首先我要有办法区分哪些是感染性因素引起的，哪些不是感染性因素引起的，我知道了这点以后，我就可以知道它们的差异，这种差异将来可能会在我们的治疗方式及临床上发挥作用。

第三个问题，是如何入手，从哪一个角度入手，解决这个问题。

张国成：

各位专家，经过一天紧张的讨论，已经按照中国科协的沙龙的规则，大家畅所欲言，各抒己见，在学术上都是百花齐放，我觉得这些观点非常好。尽管有一些没有达成一致的意见，但总体来讲，传染病易感因素的存在，这是肯定的，对传染病的易感基因的分析，对今后防治、临床治疗提供了进一步的思路，能够提供更可靠的防治手段，这是今后的一些设想。更重要的是我们专家，知道大家搞的一些理念范畴，对我们今后的合作很有帮助，我知道我们在今后的哪一个研究方面，大家都认识了，这是一个很好的机会。

另一个这是一个很好的尝试，在我们的麻风界，挑了头，我们的形式，包括我们的论坛都可以开展一些，我们麻协向中国科协谈到这个问题、谈到论坛，科协主席很重视，希望今后我们有机会继续做下去。

希望通过这次活动，我们在麻风研究方面，开展更广泛的合作，能够得到在座各位的鼎力相助和支持，甚至提出一些更好的想法，解决我们麻风防治当中存在的一些问题。希望在座的各位专家，多关心，多关注，能为最终在中国真正消灭麻风病作贡献，中国政府已经承诺2020年要达到什么样的目标，规划正在制订，欢迎大家参与这项工作。

我代表中国麻风防治协会，衷心的感谢各位在座的专家百忙之中来参加，而且坚持到底。对你们的宝贵意见，我们将尽快的整理出来，还要印出一本书来做为永久纪念。另外，感谢山东省医科院和山东省皮研所的领导同志们做的大量工作，才使我们这次沙龙能够圆满的结束。

专家简介

(按拼音顺序排序)

陈树民

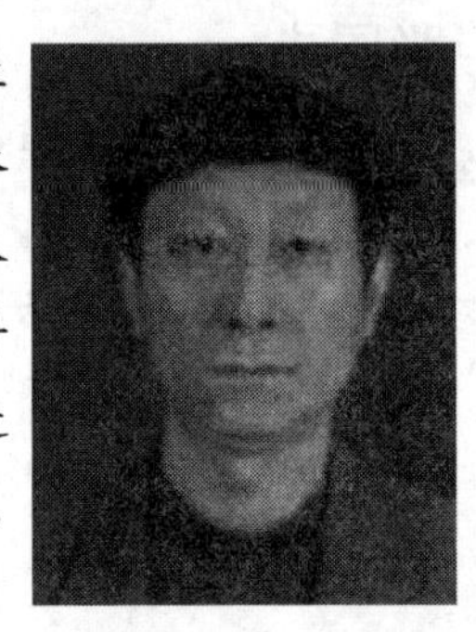

研究员,博士生导师。山东省皮肤病性病防治研究所麻风性病研究室主任,《中国麻风皮肤病杂志》编辑部主任。多年从事麻风病、皮肤病和性病的临床诊疗及研究工作,曾在南美及欧洲从事研究工作5年。近年来承担国际合作项目、国家自然基金、省科技攻关等课题10余项,发表SCI论文10余篇,先后获国家科技进步奖二等奖1项,省科技进步奖一等奖、二等奖和三等奖各1项,马海得奖等。曾获"全国防疫先进工作者"等荣誉称号。

陈哲宇

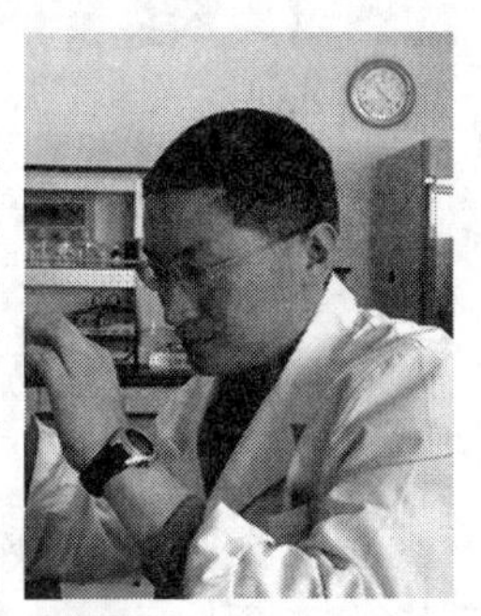

教授,博士生导师。国家杰出青年科学基金获得者,教育部长江学者特聘教授。主要从事神经营养因子与神经精神疾病关系的研究。已在*Science*,*J. Neurosci.*,*J. Biol Chem*和*J. Cell Sci*等国际学术期刊发表30篇学术论文,论文被引用500多次。曾获得第十届中国青年科技奖,全国百篇优秀博士学位论文奖,上海市青年科技启明星,NARSAD Young Investigator Award和教育部新世纪优秀人才等奖励。

韩金祥

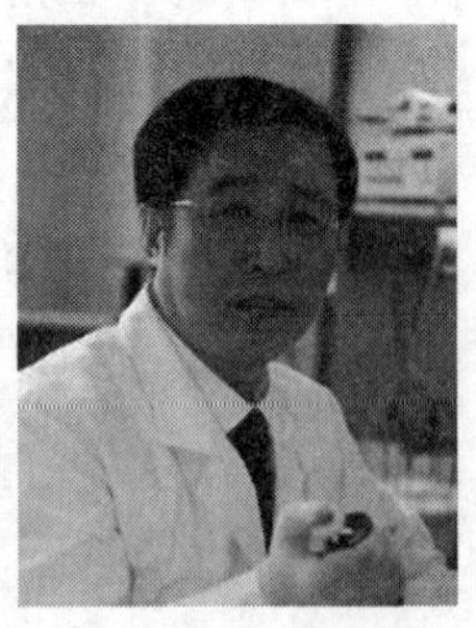

博士,博士生导师。山东省医学科学院院长,卫生部生物技术药物重点实验室主任,山东省现代医用药物与技术重点实验室主任。近年来,为首承担"863"等国家项目和山东省重大科技专项等10余项。在国内外核心/SCI杂志发表论文逾百篇,为首获省部级一等奖3项,Ⅰ、Ⅱ类新药证书2个,国家发明专利6项。

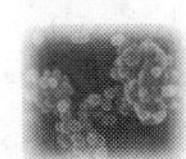

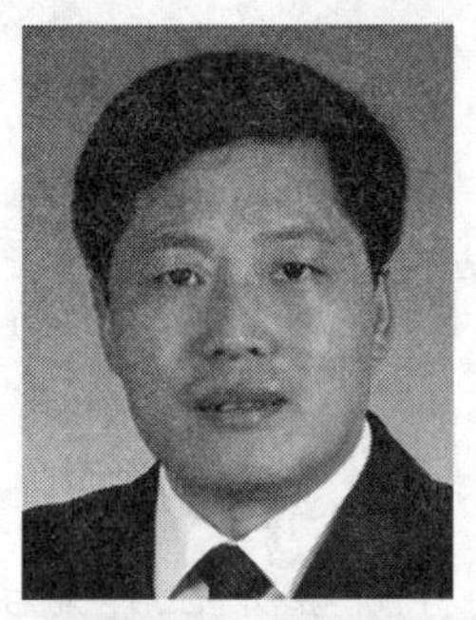

姜振家

中共青岛大学委员会委员，青岛大学医学院党委常务副书记，附属医院党委书记。近年来，发表论著7篇（部），获省部级奖励2项。

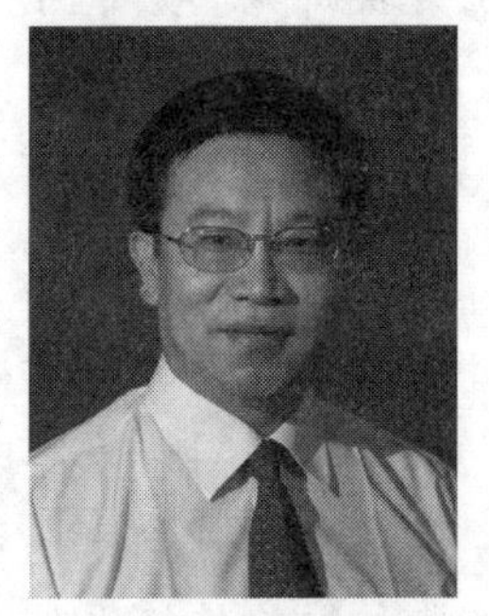

李长贵

医学博士，主任医师，博士生导师。青岛大学医学院附属医院西海岸医疗中心代谢病科主任，青岛市常见病重点实验室——痛风病实验室主任，山东省代谢性疾病重点实验室副主任。现从事原发性高尿酸血症和痛风的基础及临床研究。先后为首承担“973”计划前期研究专项等国家级课题4项，省市科技攻关课题4项。以第一作者或通信作者在核心/SCI杂志发表论文24篇。为首获省部级奖励3项。

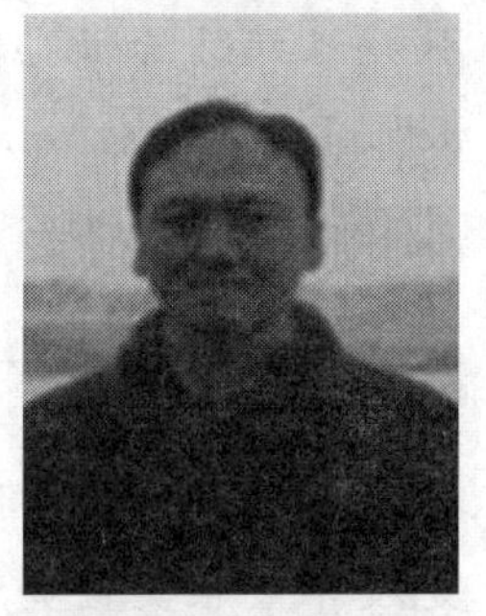

李　胜

医学博士，副主任医师，研究员，硕士研究生导师。山东省医学科学院科研处处长。从事普外肝胆科临床和科研工作。为首承担国家自然科学基金项目2项，省级科研课题5项；获省科技进步奖3项。在国家公开医学刊物上发表专业论文50余篇，其中SCI论文4篇。

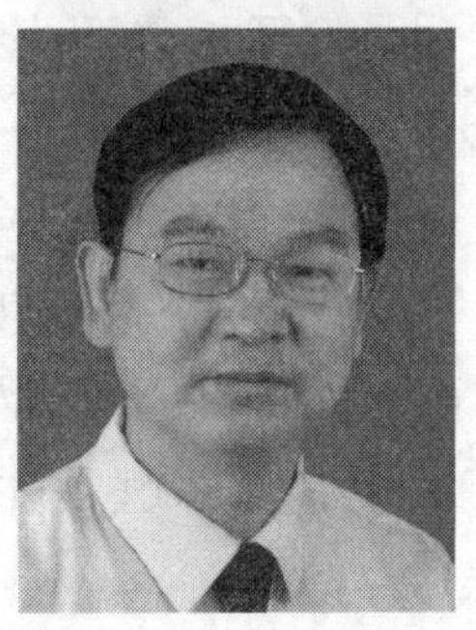

李士雪

博士，教授，博士生导师。山东大学医院与卫生管理处处长。主要研究方向为：卫生管理、疾病控制的社会经济学研究和卫生政策。先后主编专著10本，主持国际合作项目10余项，先后获山东省科技进步奖二等奖3项，三等奖1项。

刘 红

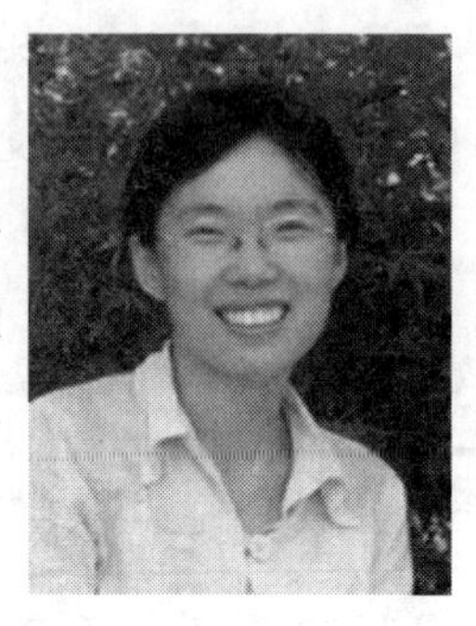

医学硕士，助理研究员。现任职于山东省皮肤病性病防治研究所，主要从事皮肤病及麻风的遗传学研究。曾在复旦大学国家遗传学重点实验室及国家人类基因组南方研究中心和安徽医科大学皮肤病性病学教育部重点实验室从事科学研究，作为主要研究者，参与了“麻风病的全基因组关联研究”项目，论文发表于 *New England Journal of Medicine*。

刘建军

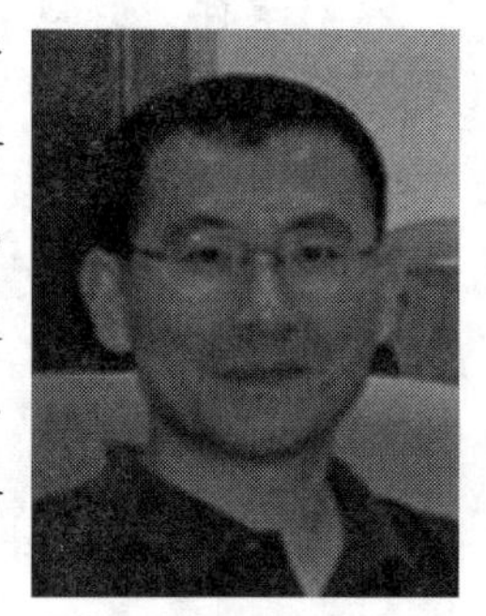

教授，博士，博士生导师，遗传学界国际知名专家。新加坡基因组研究所资深研究员，新加坡国家健康研究院伦理审查委员会委员，新加坡国立医学委员会外周、中枢、感觉和细胞神经系统与精神卫生附属委员会委员，山东省皮肤病性病防治研究所客座教授。先后在 *New England Journal of Medicine*，*Nature Genetic* 等国际一流学术期刊发表论文 60 余篇。

刘文军

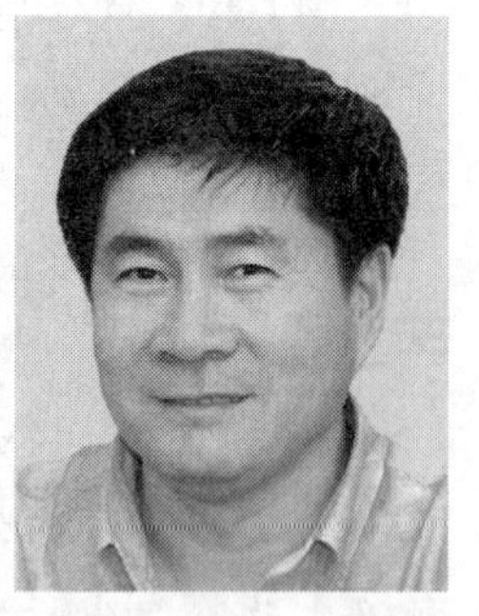

博士，研究员，博士生导师。中国科学院病原微生物与免疫学重点实验室副主任，分子病毒中心主任，中关村科技园区分子病毒及生物制药开放实验室主任。主要从事流感病毒跨种间传播的分子机制、病毒的分子进化及病毒结构蛋白与宿主内蛋白相互作用的生物学意义研究。承担“973”等国家级重大项目多项。先后在 *Science*，*PNAS*，*Cellular Microbiology*，*Journal of Clinical Virology*，*Virus Research* 和 *JBC* 等国际学术刊物上发表研究论文 30 余篇，获得国家发明专利 3 项。

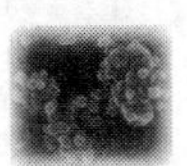

2004 年被评为中国科学院“百人计划”获得者,2007 年获 Thomson Scientific 论文卓越奖,2008 年获中国科学院教学成果奖,2009 年当选为农业部农产品风险评估专家,2010 年当选为亚洲突发传染病研究合作组织理事会主席。

欧阳兵

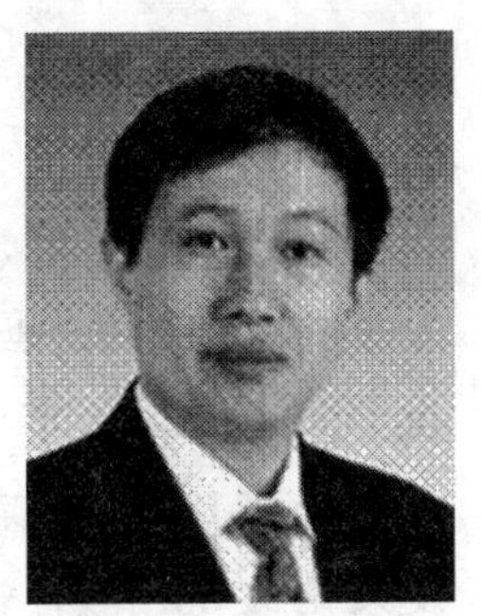

博士,教授,博士生导师。山东中医药大学校长,国家级重点学科学术带头人。从事中医临床和实验研究,主持国家级项目 6 项,发表学术论文 30 余篇,主编、点校学术著作 18 部。获“全国首届百名中医药科普专家”等荣誉称号多项。

宋现让

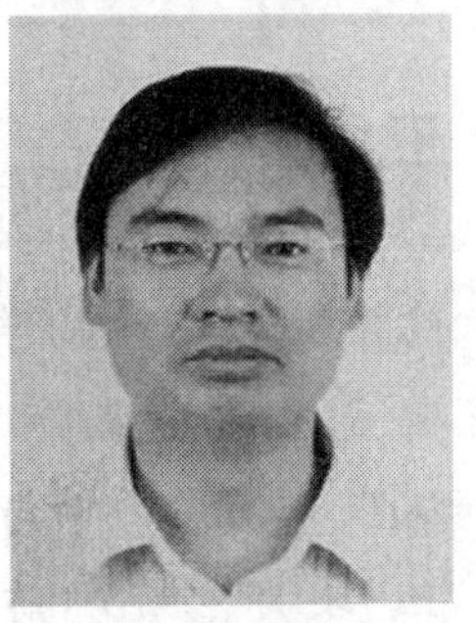

博士,研究员。山东省肿瘤医院基础研究中心主任。从事肿瘤实验诊断和基因治疗,先后承担国家自然基金等项目多项,发表论文 SCI 收录 14 篇,国内核心期刊 80 余篇,主编、参编专著 5 部。获国家科技进步奖等省部级以上奖励 3 项。

孙良丹

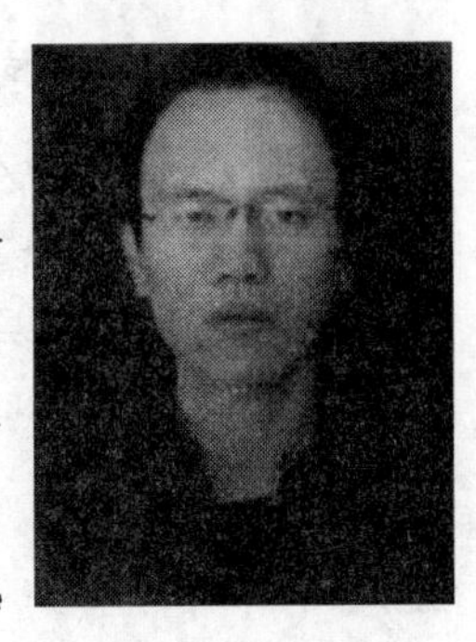

医学博士,副教授。安徽医科大学教育部皮肤病重点实验室秘书。当前主要研究方向:常见复杂疾病易感基因鉴定及功能研究。利用连锁分析先后发现汉族人银屑病新的易感基因位点 2p 和 9q;作为主要参与者在国内率先利用全基因组关联分析,成功发现汉族人银屑病密切相关的非免疫相关易感基因 LCE 和免疫相关基因 IL－12B 和 MHC,以及系统性红斑狼疮、麻风及白癜风等多个免疫相关易感基因。先后在 *New England Journal of Medicine*, *Nature Genetics*, *American Journal*

of Human Genetics, *Plos Genetics*, *Journal of Investigative Dermatology* 等杂志上发表SCI论文40余篇,其中第一通讯作者7篇。主持国家自然基金2项,先后参与国家自然科学基金重点项目、"863"计划项目、"973"计划项目前期研究专项科研项目等多项重大项目。

田景振

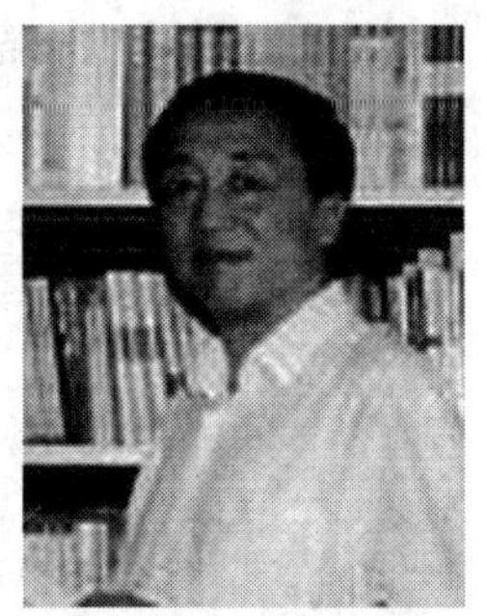

教授,博士生导师,泰山学者特聘专家。山东省中医药大学药学院院长,世界中医药联合会中药制剂专业委员会副理事长。长期从事中药现代化研究,为首承担国家重大科技专项等课题10余项,主编教材2部,出版专著(译著等)5部,发表论文60余篇,获省部级以上奖励17项,荣获"中国百名杰出青年中医"等多项荣誉称号,享受国务院政府津贴。

王　斌

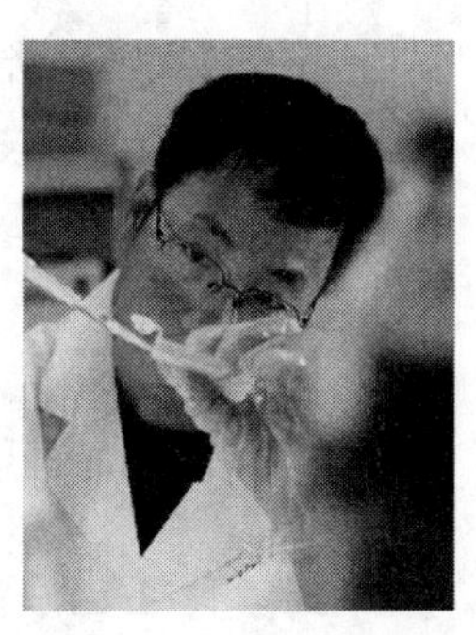

博士,博士生导师,泰山学者特聘专家。青岛大学医学院副院长兼基础学院院长,山东省教育厅分子病毒重点实验室主任,青岛市医药生物技术重点实验室主任等。主要从事分子病毒学与生物制药领域的研究,先后主持国家"九五"攻关、"973"前期专项、国家自然科学基金等科研课题30余项;发表学术论文150余篇,参编专著2部;获省科技进步奖2项,市科技进步奖3项;获国家发明专利3项。曾获得山东省教学名师,山东省医学领军人才,山东省优秀研究生导师,山东省教委第四批青年学术骨干,山东省卫生系统首届1020人才工程,国家首批"百千万人才工程"第三层次人选,教育部首批骨干教师资助对象,青岛专业技术拔尖人才等荣誉称号。

王海丰

上海国家人类基因组南方研究中心遗传学部高通量SNP分型平台负责

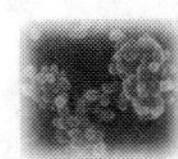

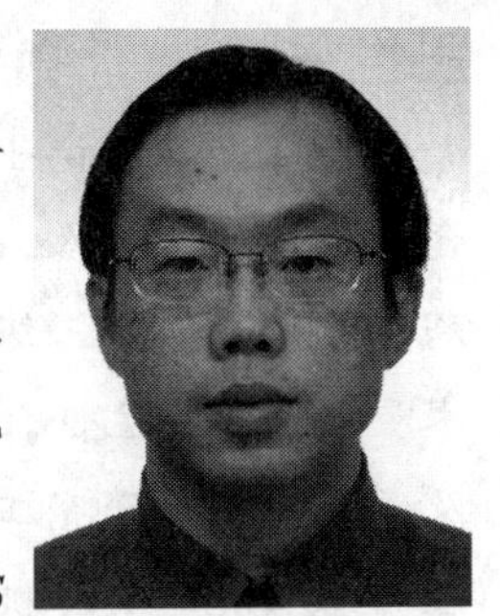

人，从事生物医学遗传学的研究和高通量基因组学研究平台的运营管理。作为国际 HapMap 计划的中国课题组主要负责人之一，承担构建的 21 号染色体单倍型图谱的质量名列全球参加单位的前列；同时完成了中国人 21 号染色体上 127 个功能基因的 3 万多个 SNP 的筛查和单倍型分析，建成中国人群基因组 SNP 及其单倍型数据库，开展了人类基因组连锁不平衡在人群间变化及应用研究，成果发表在 *PNAS* 上。曾参与国家"973"、"863"计划等重大研究项目，主要包括：中国人心血管疾病、自闭症、环境—基因组肺癌相关基因 SNP 分型及关联研究；高血压、GD、糖尿病、精神分裂症及其药物基因组学等的全基因组关联分析和研究。与安徽医科大学合作完成中国第一例大规模 GWAS 项目——银屑病、白癜风和系统性红斑狼疮在中国人群的遗传易感性研究，相关成果已发表在 *Nature Genetics* 上，开创了中国人群大规模疾病关联研究的崭新局面；与山东皮肤病性病防治研究所合作开展了麻风病的 GWAS 研究和家系连锁分析，取得的轰动性发现，发表在 *New England Journal of Medicine* 上；开展基因表达、表观遗传与乳腺癌和肠癌预后关系研究，在影响肠癌预后的基因表达方面取得了有重要临床价值的发现。近 6 年来在 SCI 刊物上发表相关工作 11 篇。

王建明

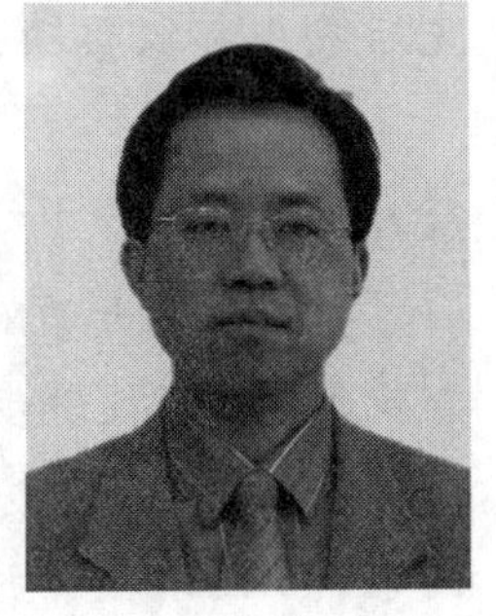

南京医科大学流行病与卫生统计学系副教授，硕士生导师。近年来先后参与多项国家和省级科学研究项目，主持国家自然科学基金 1 项、江苏省自然科学基金 1 项、中国博士后科学基金 1 项。研究方向为传染病流行病学，目前主要从事结核病遗传易感性、治疗依从性、耐药与耐多药方面的研究。以第一作者或通信作者身份发表中英文学术论文 20 余篇，其中 SCI 收录 9 篇。参与编写专著 3 本，获市级科学技术进步奖二等奖和三等奖各 1 项。

王世军

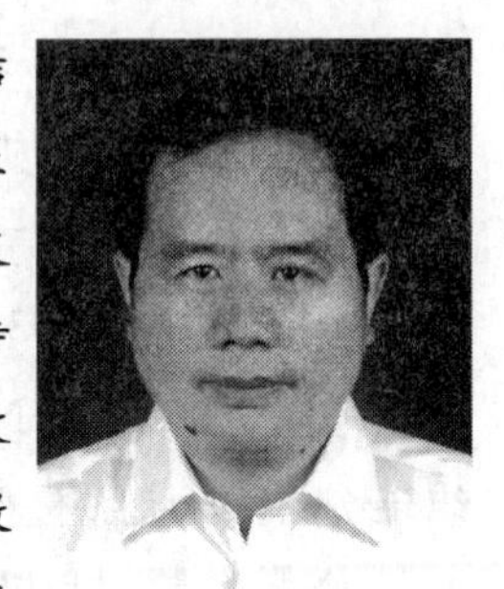

博士,教授,博士研究生导师。山东中医药大学中西医结合基础学科带头人,山东省泰山学者岗位特聘教授,国家中医药管理局微循环三级实验室及山东省中西医结合肿瘤防治技术重点实验室主任,山东中医药大学针灸推拿学院院长。主持及参与的主要研究工作:穴位效应规律的研究“穴位—内脏效应的基本规律及其机制”(科技部“973”项目课题),“从海马微循环血流量及内皮细胞转运功能研究针刺治疗脑缺血性神经细胞损伤的机制”(国家自然科学基金),“中药药性理论相关基础问题研究”、“针刺对功能性肠病的双向调节效应及其机制”(国家科技部“973”计划项目)。发表论文40余篇。获得奖励:“针刺对实验动物软脑膜微循环的影响及应用研究”,1999年获山东省科技进步奖一等奖。2000年度获山东省青年科技奖,同年享受国务院政府津贴;2001年度获山东省优秀科技工作者,荣立二等功;2003年度获山东省有突出贡献的中青年专家称号。2008年被聘为山东省泰山学者岗位特聘教授。

王绪敏

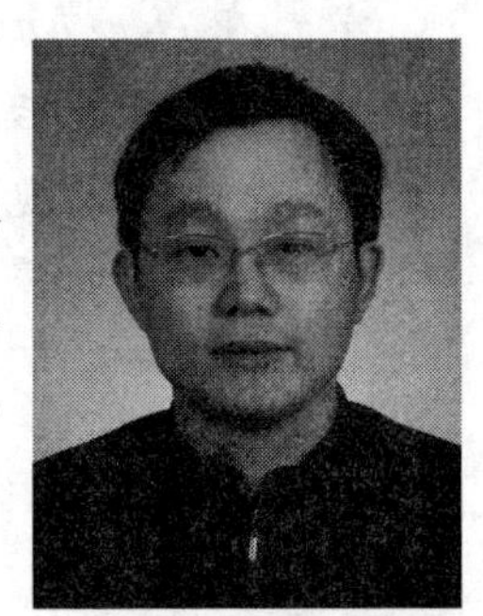

副研究员,中科院基因组科学与信息重点实验室仪器平台主任。作为项目负责人或主要科研骨干,参与国家级、省部级课题10余项,发表论文10余篇,其中SCI收录2篇,先后或省部级奖项若干项。

翁小满

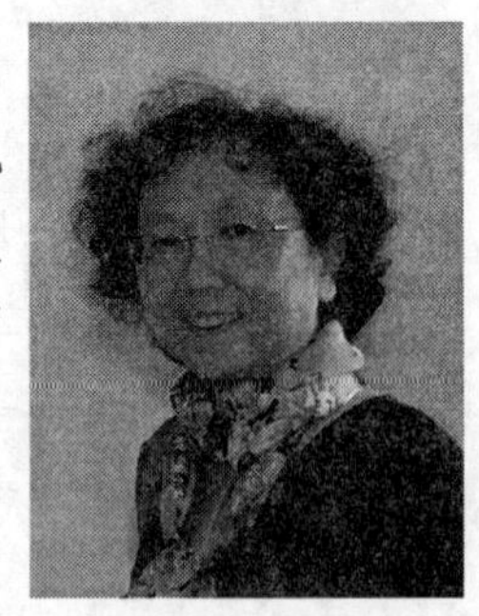

首都医科大学附属北京友谊医院热带医学研究所研究员。曾获北京市科技进步奖数项,国家科技进步奖一等奖1项。现为与英国合作的“中国人麻风病基因易感性研究”项目和与美国等7个国家合作的“麻风菌分子流行病学研究”项目(NIH/HIAID RO1 AI-063457)的中国负责人。2002年回国后,获留学基金,开展“协同刺激分子对麻风免疫的作用机理研究”。

杨 旭

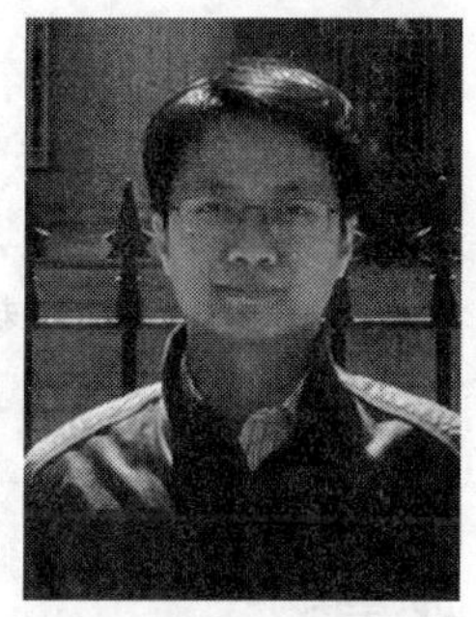

博士，副研究员，任职于中国医学科学院北京协和医学院、阜外心血管病医院。研究方向：人类遗传学。在 *Clin Chim Acta.*，*Clinical Science* 等杂志发表 SCI 论文 4 篇。主要参与了一系列基于外显子捕获技术和新一代测序技术的疾病基因定位研究。

杨 洋

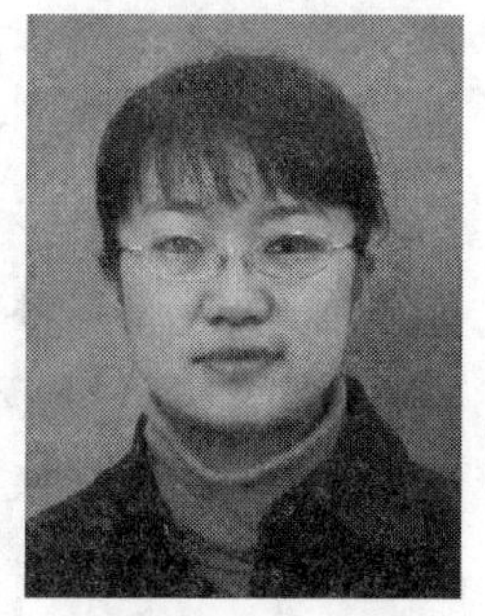

遗传学博士。研究方向：癌症相关基因调控的分子机制。先后参与了以线粒体 DNA、Y 染色体上遗传标记为基础的对中国古代人口迁移研究，与高血压相关的基因分布研究及流行病分析。2006 年 8 月进入复旦大学遗传工程国家重点实验室，研究癌症发生的分子机制，主要方向是抑癌因子 p53 及其突变体在肝癌的发生发展和预后中的行为。先后发表论文 10 余篇，其中 SCI 收录 4 篇。

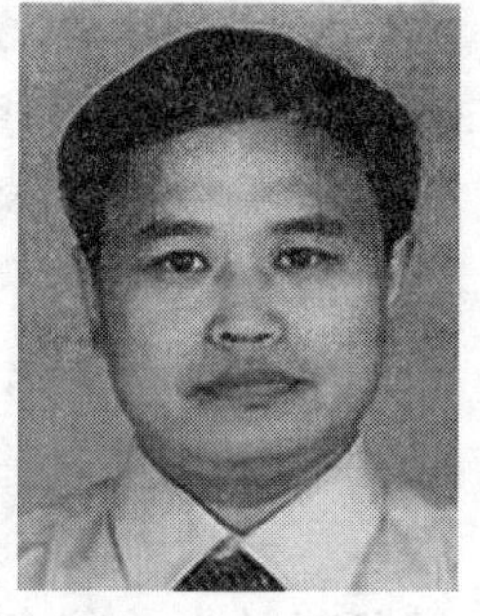

于振行

博士。2003 年 7 月起在中国生物技术发展中心前沿生物处工作。

张福仁

博士，研究员，博士生导师。山东省皮肤病性病防治研究所所长。多年来致力于麻风性病防治和皮肤性病诊疗工作，先后承担国家重大科技专项、国家自然基金、省科技攻关等课题 10 余项，在国内外发表学术论文 80 余篇，代表作

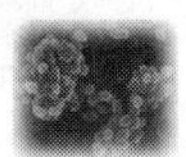

genome wide association study of leprosy 发表在 *New England Journal of Medicine* 上。获省科技进步奖一等奖1项、二等奖2项、三等奖2项。先后获“全国十佳中青年医师”、“全国先进工作者”等荣誉称号，是山东省有突出贡献的中青年专家，泰山学者特聘专家。

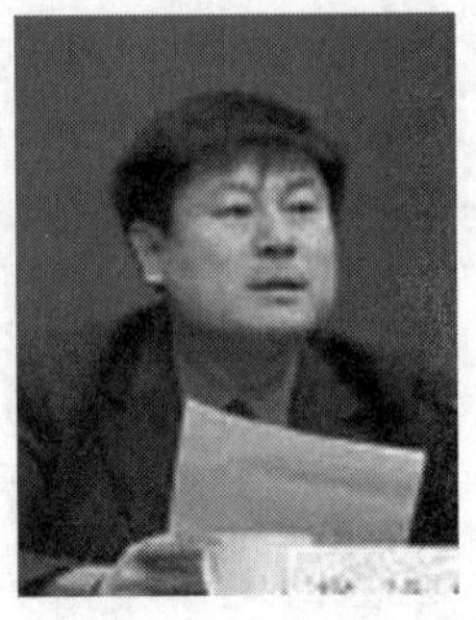

张国成

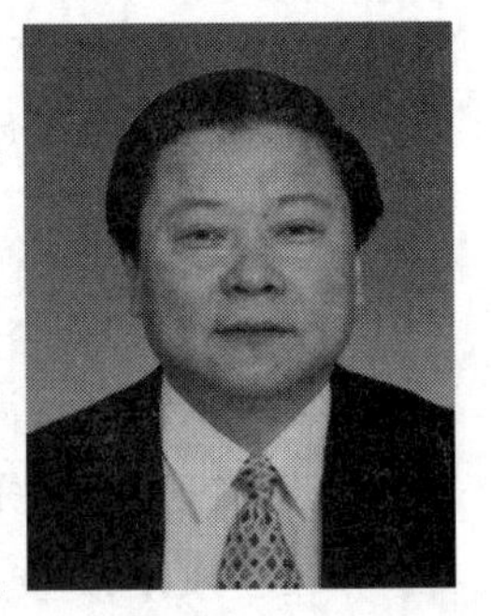

中国医学科学院皮肤病医院(研究所)副院所长，中国麻风防治协会会长。长期从事麻风康复研究工作。先后承担全国麻风康复试点研究、ILEP SOLE WOUND STUDY 项目、麻风畸残流行病学及社会医学调查研究、动力法矫治麻风瘫痪性畸形研究、中荷麻风一体化研究项目等。参与了中国麻风防治技术、策略、措施的研究，麻风眼病的流行病研究，麻风早期诊断的研究，麻风联合化疗研究，麻风耐药的研究等，作为完成人之一，获得国家科技进步奖一等奖1项；曾获国家科技进步奖二等奖1项，吴阶平－保罗·扬森医学研究奖一等奖，卫生部科技进步奖二等奖1项、三等奖2项，中国首届青年科技奖。先后获得“南京市十大科技之星”，“全国优秀科技工作者”、“江苏省部属院校十大科技标兵”、“江苏省科技工委十大科技标兵”、“江苏省突出贡献中青年专家”、“全国卫生系统先进工作者”、“全国五一劳动奖章”等荣誉称号。

朱怀球

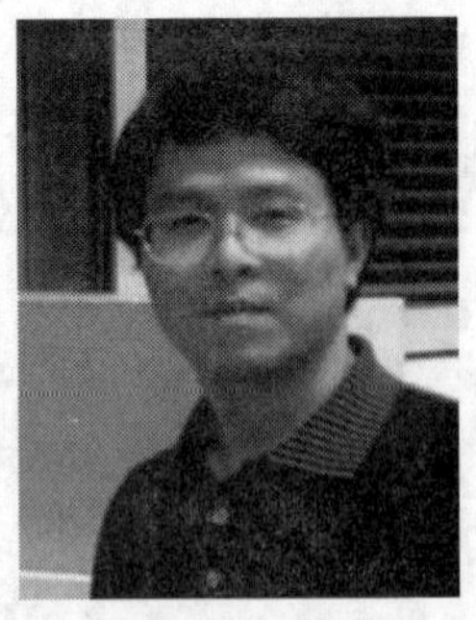

副教授，博士生导师。北京大学生物医学工程系副主任。主要致力于发展与人体健康密切相关的微生物基因组学领域的生物信息学技术和方法，获得一系列阶段性的进展。近年来，对基因识别技术和方法、蛋白质分子动力学等进行研究，完成了一些原创性的工作，并得到国内外生物信息学领域的关注。主持发展的微生物基因预测方法已经应用于法国原子能委员会、美国华盛顿大学医学院等多个实

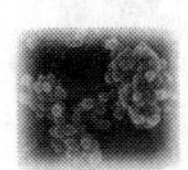

验室的国际微生物基因组测序计划。先后承担国家级科研项目9项。其中,主持国家自然科学基金青年项目1项、国家自然科学基金面上项目2项,负责国家科技部“973”项目子课题2项。在生物信息学领域顶尖杂志发表了一系列高水平的论文,其中SCI论文16篇。获得2000年应用计算流体力学国际会议青年杰出论文奖,2007年中国生物医学工程联合学术年会青年优秀论文奖;2010年被评为北京市优秀博士论文指导教师。

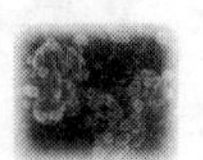

部分媒体报道

中国科协学术沙龙聚焦传染病遗传易感性

王学健

传染病是由病原体引起的，能在人与人、动物与动物以及人与动物之间相互传染的多种疾病的总称。传染病曾给人类社会造成了巨大的灾难和恐慌，鼠疫、霍乱都曾在历史上肆虐一时。传染性疾病及其造成的潜在影响至今仍严重危害国民经济发展、社会生活及人民身心健康等各个方面。

为探讨传染病与遗传易感性的关系，控制危害人类健康的传染病，中国科协第43期新观点新学说学术沙龙将主题确定为“传染病的遗传易感性”。由中国麻风病控制中心常务副主任、中国麻风病防治协会会长张国成，中国麻风病防治协会副会长、山东省皮肤病性病防治研究所所长张福仁共同担任领衔专家，来自北京大学等8所高校和中国科学院等5所科研机构的27名学者参加了沙龙。

有关专家在沙龙上介绍，传染病种类众多，我国已确定包括2009年暴发的甲型H1N1流感等传染病共39种。目前，甲类传染病鼠疫和霍乱控制情况较好，未出现较大规模的流行，但乙类和丙类传染病流行形势一直比较严峻，已经成为重大公共卫生问题。其中，麻风病是导致畸残的一种慢性传染病，曾在全球广泛流行，与结核、梅毒并称为世界三大慢性传染病，严重危害人民的身心健康。

我国曾是麻风病严重流行的国家之一，1975年全国登记麻风病人47万例，长期以来被视为可致畸残和难以治愈的烈性传染病。最近30年来由于政府的重视、关怀以及科学的进步，该病已成为可防可治的疾病，社会印象已有所改善。20世纪80年代初我国政府提出了力争在世纪末实现基本消灭麻风病的奋斗目标，按世界卫生大会（WHA）消除麻风公共卫生问题的患病率（1/10000）

标准,我国以国家为单位于1981年达标,以省(市、区)为单位于1992年达标,以县(市)为单位统计,1996年达标县市为98.4%。

但近15年来,我国麻风病每年新发病例数没有显著减少,新发患者中儿童病例始终持续在4%左右,表明某些地区传染尚未控制;新患者畸残率波动在27%~40%左右,表明麻风病的早期发现尚有问题。

专家表示,传染病的发生是致病微生物、宿主与环境相互作用的结果。人们在与传染病的斗争过程中曾取得了辉煌的成绩,但微生物在不断与环境相互作用的过程中能够对不同的环境信号作出反应,快速改变基因表达方式,导致出现新型传染性疾病,如2003年的SARS、2009年的甲型流感病毒。另一方面,由于生态环境的变化、微生物与人类的生物学特征变异等因素的影响,使得曾经得以控制的疾病(如结核、疟疾、霍乱、鼠疫)又重新在小范围内流行。因此,人类与致病微生物之间的斗争将是漫长而持久的。老传染性疾病的死灰复燃和新传染性疾病的不断出现已经是不可逆转的公共卫生局面,这是人类在自身发展和社会发展中不可回避的严峻的现实。而病原体和宿主之间的相互作用是一个非常复杂的过程,感染与否以及感染后临床的不同表现受多种因素影响,包括对病原体的暴露机会、病原体的毒力差异、个体的健康状态和宿主的遗传因素等。这其中个体的遗传因素有着重要的作用,遗传易感性是指由遗传决定的易于患某种疾病的倾向性。

以麻风病为例,作为传染病,其致病源麻风分枝杆菌的基因组序列已经测定,研究人员比较了来自印度、巴西、泰国和美国四个不同地域的麻风菌的基因组序列,尽管四种麻风分枝杆菌分别来自地理位置相距遥远的地方,但对这四个基因组序列的对比分析显示,它们之间的相同程度高达99.995%。这充分证明麻风分枝杆菌变异性极低。麻风分枝杆菌缺少多样性的事实表明,麻风病临床复杂表现主要取决于宿主差异而非麻风菌。

早在上世纪70年代就有学者提出,至少有两组基因控制人体对麻风分枝杆菌的免疫反应,说明麻风分枝杆菌感染个体后发病与否、个体发病后的临床表现都与基因相关。山东省皮肤病性病防治研究所所长张福仁领衔的研究团队历时数年,在山东、江苏、云南、安徽等省份收集麻风病例和正常对照标本数万份,建立了麻风病的遗传资源库。在此基础上,采用通过全基因组关联分析

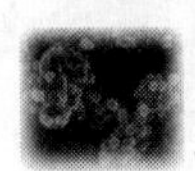

方法对数以万例的麻风病患者及正常对照进行研究，发现了麻风病的7个易感基因，首次从分子生物学水平阐明了麻风病的发病机制，实验结果得到了国际公认，这一重要的原创性成果已发表于《新英格兰医学杂志》。

同样，其他传染病也具有类似的模式。例如结核病，结核是我国单一感染因素引起死亡人数最多的疾病，但是在感染人群中仅1/10发病，这表明个体差异可能与结核病易感性相关。

因此，医学界认为其他的传染性疾病可能也具有类似的遗传背景。在过去的十几年间，遗传易感性成为国内外传染病研究领域的热点。进入21世纪后随着基因组计划、基因作图、单体型图的完成及基因芯片的应用，为传染病的遗传学研究提供了更多工具和方法。随着研究的深入，包括麻风病、艾滋病、肝炎、结核、脑膜炎等越来越多的传染病的易感基因被发现。

"传染病遗传易感性的认识为传染病的防治提供了新的思路，我们相信，未来能够针对遗传易感性而制定新的防控措施。"在沙龙上，与会专家紧紧围绕传染病遗传易感研究的国际前沿问题展开深入的探讨和辩论，目的是明确今后的研究方向，以期为传染病的防治提供新的思路。

《科学时报》(2010－11－03 A2要闻)

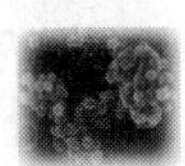

传染病的防治形势及新思路

刘华绪

传染病是由病原体引起的,能在人与人、动物与动物以及人与动物之间相互传染的多种疾病的总称。传染病曾给人类社会造成了巨大的灾难和恐慌,鼠疫、霍乱都曾在历史上肆虐一时。

传染病的发生是致病微生物、宿主与环境相互作用的结果。人们在与传染病的斗争过程中曾取得了辉煌的成绩,但微生物在不断与环境相互作用的过程中能够对不同的环境信号做出反应,快速改变基因表达方式,导致出现新型传染性疾病,如 2003 年的 SARS、2009 年的甲型 HIN1 流感病毒。另一方面由于生态环境的变化 、微生物与人类的生物学特征变异等因素的影响,使得曾经得以控制的疾病(如结核、疟疾 、霍乱 、鼠疫)又重新在小范围内流行。因此,人类与致病微生物之间的斗争将是漫长而持久的。老传染性疾病的死灰复燃和新传染性疾病的不断出现已经是不可逆转的公共卫生局面,这是人类在自身发展和社会发展中不可回避的严峻的现实。

传染病种类众多,我国目前法定的传染病达 39 种(包括 2009 年的甲型 H1N1 流感)。现今甲类传染病鼠疫和霍乱多年来控制情况较好,未出现较大规模的流行,但乙类和丙类传染病流行形势一直比较严峻,已经成为重大公共卫生问题。其中麻风病是麻风分枝杆菌感染易感个体,特异性破坏皮肤与周围神经组织,导致畸残的一种慢性传染病,曾在全球广泛流行,与结核、梅毒并称为世界三大慢性传染病,严重危害人民的身心健康。我国曾是麻风病严重流行的国家之一,1975 年全国登记麻风病人 471254 例,畸残率 20.9% ~58.8%。近 15 年来,我国每年新发病例数也没显著减少,新发患者中儿童病例始终持续在 4% 左右,表明某些地区传染尚未控制;新患者畸残率波动在 27% ~40% 左右,表明麻风的早期发现尚有问题。

结核病是由结核杆菌侵入体,引起的慢性传染病。我国是结核病的主要流

行区,估计我国现患病人数约 450 万,总感染人数居世界第二位,且每年以 145 万的新感染人数递增,每年因结核病死亡人数多达 25 万,大大超过其他传染病死亡人数的总和。

梅毒是具有高度传染性的传播疾病,可通过胎盘传给下一代,危害极大。全世界每年有 1200 万新感染的梅毒患者,我国近 10 余年梅毒发病率呈逐年递增趋势。我国 CDC 报告 1991 ~ 2008 年梅毒发病率平均增长 33.63% ,2008 年全国报告病例 278215 例,居性传播疾病首位,2009 年梅毒已跃居传染病首位。目前我国艾滋病毒的感染人数大约 100 万,艾滋病的感染率正在以每年 30% 的速度增长,如何遏制艾滋病的流行已经成为一个十分紧迫的社会问题。

我国乙肝病毒的携带人数在 1 亿人以上,相当比例的人最终将发展为慢性肝病,包括慢性肝炎、肝硬化和肝癌,严重影响国民健康。

血吸虫病是我国危害最为严重的寄生虫病,尽管其感染人数已从新中国成立初期的 1000 多万减少到 80 多万,但近年来长江以南地区的血吸虫感染人数正在以每年 20% 以上的速度增加。

此外,在我国还有很多其他的传染病如流行性感冒、各种慢性病毒性肝炎、各种肠道寄生虫病、真菌病及细菌感染,尽管这些疫病不能引起突发性的大流行,但它们的持续性危害却是不容忽视的。

近期,在泰山召开的第 43 期新观点新学说学术沙龙上,中国麻风病控制中心常务副主任张国成研究员、中国麻风病防治协会副会长张福仁研究员以及来自北京大学、中国科学院等机构的专家学者认为,传染性疾病及其造成的潜在的影响,严重危害我们经济发展、社会生活和人的身心健康等各个方面,中国人口众多,经济发展很不平衡,传染病流行形势十分严峻,已经成为公共卫生的重大问题,做好传染病的防治工作,必须首先了解传染病的病因和发病因素,传染病是外因和内因共同作用而形成,作为外因,已知传染病的病原体已经被越来越多的确认,科学家对大部分的病原体的致病机制进行了深入研究,但对于传染病的内因,宿主的遗传学因素方面开展的比较少。病原体和宿主之间的相互作用是一个非常复杂的过程,感染与否以及感染后临床的不同转归受多种因素影响,包括对病原体的暴露机会、病原体的毒力差异、个体的健康状态和宿主的遗传因素等。这其中个体的遗传因素有着重要的作用。近年来随着生命学新

技术的不断涌现,遗传学研究也日新月异,国内外很多学者开始关注传染病的遗传学问题。

以麻风病为例,作为传染病,其致病源麻风分枝杆菌的基因组序列已经测定,研究人员比较了来自印度、巴西、泰国和美国四个不同地域的麻风菌的基因组序列,尽管四种麻风分枝杆菌分别来自地理位置相距遥远的地方,但对这种四个基因组序列的对比分析显示,它们之间的相同程度高达99.995%。这充分证明麻风分枝杆菌变异性极低。

早在上个世纪70年代,就有学者提出至少有两组基因控制人体对麻风分枝杆菌的免疫反应。麻风分枝杆菌感染个体后发病与否,个体发病后的临床型别都与基因相关。同样,其它传染病也具有类似的模式。例如结核病,结核是我国单一感染因素引起死亡人数最多的疾病,但是在感染人群中仅1/10发病,提示个体差异可能与结核病易感性相关。

由此推之,我们相信其他的传染性疾病可能也具有类似的遗传背景。在过去的10多年间,遗传易感性是国内外传染病研究领域的热点所在。进入21世纪后随着基因组计划、基因作图、单体型图的完成及基因芯片的应用,为传染病的遗传学研究提供了更多工具和方法。随着研究的深入,包括麻风病、艾滋病、肝炎、结核、脑膜炎等越来越多的传染病的易感基因被发现,发现这些易感基因对于传染病的防治意义重大,控制传染源、切断传播途径、保护易感个体是传染病防治的经典传统思路。传染病遗传易感性的认识为传染病的防治提供了新的思路,未来我们能针对遗传易感性而制定新的防控措施。

《学习时报》(2010－10－04 第07版)